Translation from English language edition:
Atlas of Spleen Pathology
by Dennis O'Malley
Copyright©2013 Springer New York
Springer New York is a part of Springer Science+Business Media
All Rights Reserved

著作权合同登记号　图字：01-2015-3568

图书在版编目（CIP）数据

脾脏病理学图谱 /（美）丹尼斯·奥麦利编著；张丽华，黄文斌译．--
北京 ：北京科学技术出版社，2017.1
ISBN 978-7-5304-8717-4

Ⅰ．①脾… Ⅱ．①丹… ②张… ③黄… Ⅲ．①脾疾病－病理学－图谱
Ⅳ．① R551.102-64

中国版本图书馆 CIP 数据核字（2016）第 280157 号

脾脏病理学图谱

作　　者：	〔美〕Dennis P. O'Malley
译　　者：	张丽华　黄文斌
责任编辑：	杨　帆
责任校对：	贾　荣
责任印制：	李　茗
封面设计：	晓　林
出 版 人：	曾庆宇
出版发行：	北京科学技术出版社
社　　址：	北京西直门南大街 16 号
邮政编码：	100035
电话传真：	0086-10-66135495（总编室）
	0086-10-66113227（发行部）0086-10-66161952（发行部传真）
电子信箱：	bjkj@bjkjpress.com
网　　址：	www.bkydw.cn
经　　销：	新华书店
印　　刷：	北京捷迅佳彩印刷有限公司
开　　本：	889mm×1194mm　1/16
字　　数：	100 千字
印　　张：	11
版　　次：	2017 年 1 月第 1 版
印　　次：	2017 年 1 月第 1 次印刷

ISBN 978-7-5304-8717-4/R · 2221

定　　价：120.00 元

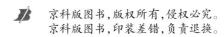

和我所有出版过的书一样，我希望把这本书献给我的妻子Karene。正因为她对我的爱和支持，我才能够完成任何事情。

Dennis P. O'Malley

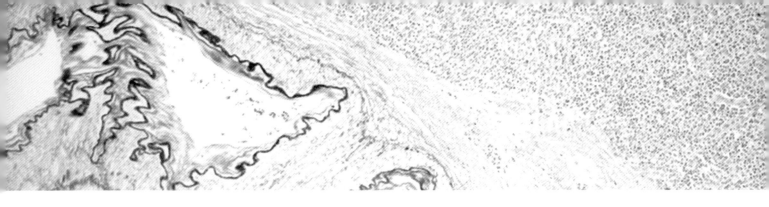

| 译者前言 |

  脾脏结构复杂，功能多样，但脾脏疾病少见，正如本书著者所述：脾脏是一个"神秘器官"，是外科病理诊断中的难点。同时由于脾脏位于肋骨下方，常在原发疾病的基础上继发脾脏出血和破裂，从而增加了对脾脏病变诊断的难度。在日常工作中，时常面对一些脾脏组织切片却无从下手，甚至分辨不出病变与正常成分。

  Dennis P. O'Malley 编撰的《脾脏病理学图谱》，采用图文并茂的形式，分7章对脾脏正常结构和免疫表型、先天性脾脏的异常、脾脏淋巴瘤、髓系和相关性疾病、非血液系统疾病（包括血管性病变）、全身系统性病变的脾脏表现及感染致脾脏病变分别进行了论述。书中收录了大量图片，从病变的大体特点、组织学形态、免疫组化及特殊染色等方面，深入浅出、循序渐进地展示了各种脾脏疾病的病理学改变。书中选取的图片清晰，文字言简意赅，图文呼应的编排方式非常有助于读者对疾病的理解和记忆。相信本书一定会成为病理医生的案头书，在面对诊断困难的脾脏病变时可以随手拈来，按图索骥，寻找所需的答案。

  本书由东南大学附属中大医院病理科张丽华医生和南京市第一医院病理科黄文斌医生作为主要译者进行翻译，国内著名病理学家周晓军教授审校。尽管所有参与者尽可能采用准确易懂的语言进行翻译，但因水平有限，书中可能还会存在很多不足，希望读者在阅读过程中提出宝贵意见和建议，以便日后改进。

张丽华 黄文斌

2016-08-24

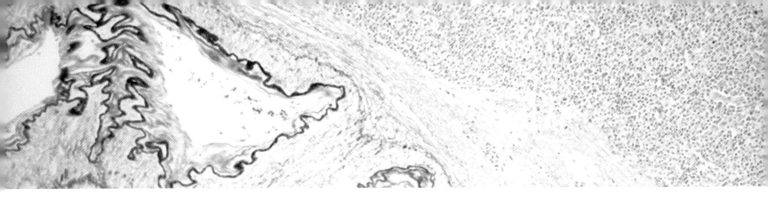

著者前言

　　脾脏在医学史上总是带有很强的神秘感。因其常被作为情感载体或泵血部位使其具有不同的角色特征。尽管现代医学对脾脏的认识比较清楚，但在其病理诊断上仍具有挑战性。这可能是由于其诊断性标本相对少见，病理疾病组合的发生也少见。然而，当考虑其组成部分并将其作为生理、解剖和病理成分的一种 有趣混合体来理解时，脾脏病理学可能相对简单些。我希望这本图谱中的图片及图片下方的描述有助于大家对脾脏这个"神秘器官"有更好的理解和认识。

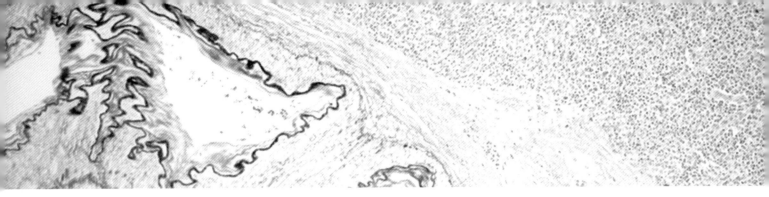

| 致 谢 |

我非常感谢 Attilio Orazi、Richard Neiman、Thomas Dutcher 和 Peter Banks 教授对我的培养，令我对血液系统病理学尤其是脾脏病理学产生浓厚的兴趣。我也特别感谢那些为我提供并与我一起分享脾脏病理学大体图片的病理医生，正是因为他们的帮助，使图谱中的例证更加丰富。最后，我还要感谢我的所有同事在本书出版过程中给予的帮助、建议和支持。

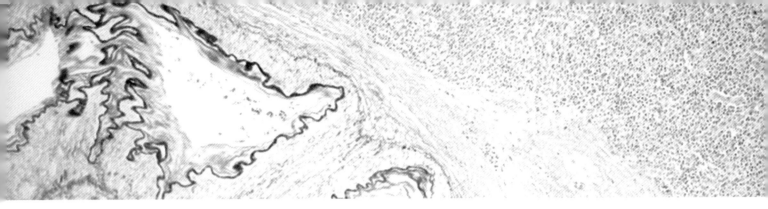

目 录 | CONTENTS

  4.3 骨髓增生性肿瘤 ································· 64

  4.4 骨髓增生异常综合征和骨髓增生异常/骨髓增生性疾病 ············· 69

  4.5 肥大细胞增多症 ······························· 71

  4.6 组织细胞肉瘤 ······························· 73

5 脾脏非造血性病变（包括血管病变）

  5.1 囊肿 ··································· 76

  5.2 错构瘤 ································· 78

  5.3 炎性假瘤 ······························· 83

  5.4 滤泡树突细胞肿瘤 ························· 84

  5.5 其他间叶肿瘤 ····························· 85

  5.6 脾脏动脉瘤 ······························ 86

  5.7 良性血管病变 ····························· 87

  5.8 Littoral 细胞血管瘤 ······················· 92

  5.9 硬化性血管瘤样结节性转化（SANT）················ 94

  5.10 恶性和不能确定行为的血管性肿瘤 ··············· 96

  5.11 转移性肿瘤 ······························ 99

  参考文献 ·································· 106

6 反应性和全身性疾病

  6.1 破裂和创伤 ······························ 108

  6.2 梗死和血栓 ······························ 109

  6.3 脾脏周围炎（糖衣脾）····················· 112

  6.4 充血性脾脏肿大 ·························· 113

  6.5 红细胞性疾病 ···························· 114

  6.6 肉芽肿 ································ 118

  6.7 朗格汉斯细胞组织细胞增生症 ··············· 119

  6.8 贮积性疾病 ····························· 120

  6.9 Castleman病 ·························· 127

  6.10 治疗对脾脏的影响 ······················ 128

  6.11 其他疾病 ····························· 130

  6.12 嗜血细胞综合征 ······················· 132

  6.13 自身免疫性疾病 ······················· 133

  6.14 免疫缺陷性疾病（遗传性和获得性）············· 139

  参考文献 ·································· 142

7 感染

  7.1 细菌 ································· 144

  7.2 分枝杆菌 ······························ 145

  7.3 病毒 ································· 147

  7.4 真菌 ································· 151

  7.5 寄生虫和原虫 ··························· 155

  参考文献 ·································· 156

索引

1

脾脏正常形态学、免疫组织化学特征及脾脏增生

　　熟悉脾脏正常结构是全面理解脾脏病理学所必须具备的基本条件。在本章中，我们将描述脾脏的正常组成成分，包括正常结构如红髓和白髓、间质和血管成分等。另外，我们还描述了脾脏各种成分的增生症。由于许多脾脏病变和淋巴瘤的鉴别诊断是同一成分的良性增生，因此认识这些成分的增生对于脾脏疾病的正确诊断非常重要。其中滤泡性增生和边缘区增生是脾脏最常遇到的增生性病变，且与滤泡性淋巴瘤和脾脏边缘区淋巴瘤最为相似。其他较罕见的增生包括 T 细胞和免疫母细胞增生。最后，我们总结了大量正常的脾脏免疫组织化学特征，因为在评估病理性疾病的免疫组化结果之前，必须要熟悉正常的脾脏免疫染色结构，这样才能避免误诊。本章收录了脾脏组织学、免疫组织化学和大体的一些图片。

1.1 脾脏解剖学和正常组织学

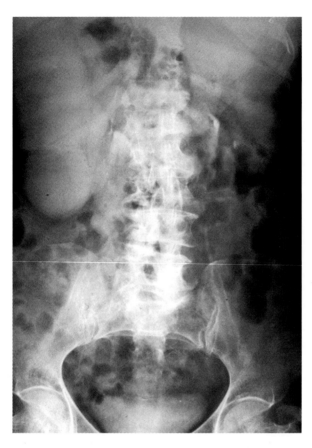

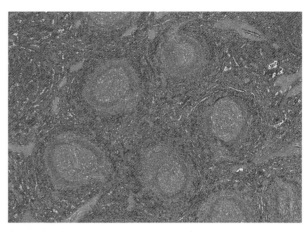

图 1.2 正常脾脏实质。中倍镜下所示正常的脾脏实质。图片中可见数量较多的生发中心和白髓，它们与红髓混合在一起。白髓小结表现为正常功能的形态，即由3层结构排列，中央为生发中心（淡色），其外周为一层薄的套区（深色），最外层为一淡染的边缘区。也可见到一些管径大的血管（动脉）。红髓显示一些开放的髓窦和循环的红细胞

图 1.1 胸腔下部和腹腔的影像学。脾脏位于左侧中部，肋骨下方。影像学上，脾脏表现为一个圆形或豆形的器官，紧邻于胃和胰腺侧面

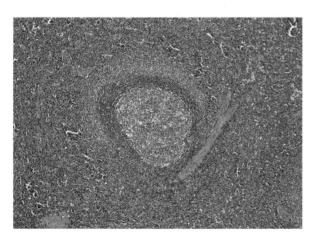

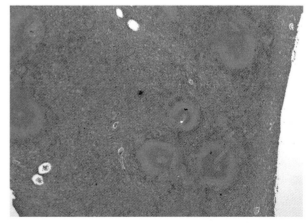

图 1.3 正常脾脏实质。高倍镜下所示单个白髓小结的组织学特征。白髓小结由反应性生发中心、套区和边缘区组成。注意小结附近有一支脾脏小动脉。白髓小结类似于"芽胞"，而小动脉类似于"分支"。图片中的红髓显示典型的红髓特征，即红髓专属的血窦和实性的细胞条索

图 1.4 正常脾脏红髓和白髓。低倍镜下所示脾脏正常的红髓（RP）与白髓（WP）比例。一般来说，RP∶WP 的比例为（3~4）∶1

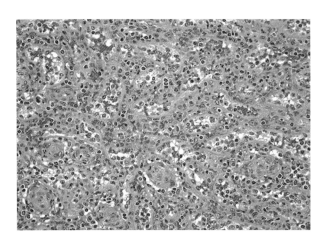

图 1.5 红髓。脾脏红髓主要由脾窦和脾索组成。脾窦衬覆特化的内皮细胞（如脾脏 Littoral 细胞），脾窦之间为脾索。脾索含有一些间质成分，包括脾脏巨噬细胞，偶见一些淋巴细胞

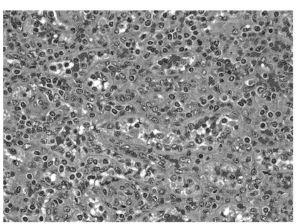

图 1.6 红髓。红髓处于低氧环境。红细胞进入脾索，然后必须穿过脾窦的窦壁回到血液循环中。如果红细胞不变形，它们将被脾脏巨噬细胞破坏

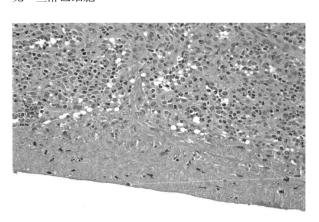

图 1.7 脾脏被膜。图片下方为脾脏被膜。典型的脾脏被膜细胞少，仅见少数不明显的梭形间质细胞

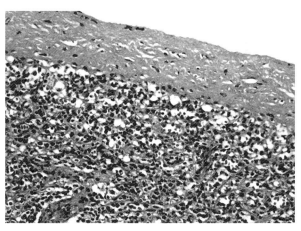

图 1.8 脾脏被膜。另一例正常脾脏被膜的图片（上方），被膜厚为 50～100μm。明显的细胞浸润可能提示有病理学改变

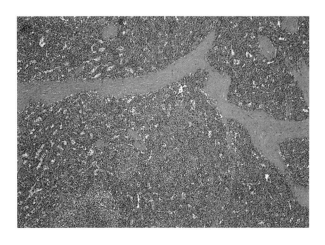

图 1.9 纤维性小梁。纤维组织呈带状与脾脏被膜相连，位于脾脏中央。小梁宽度与脾脏被膜厚度相当，为脾脏血管和间质成分提供一个支撑的框架

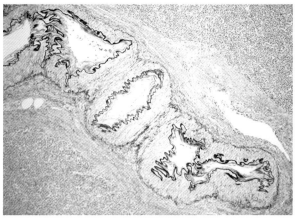

图 1.10 脾动脉，弹性纤维染色。图示为正常脾脏的弹性纤维染色。注意动脉壁内的染色和脾脏红髓内明显缺乏染色。弹性纤维不是脾脏红髓结构的正常成分

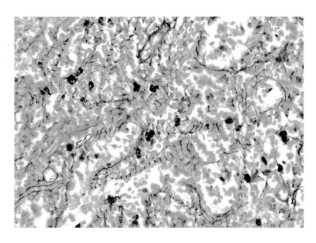

图 1.11 脾窦，Grocott's 六胺银（GMS）染色。在GMS染色中，可明显显示包绕内皮窦衬覆细胞的"环状纤维"，类似于扎桶的箍

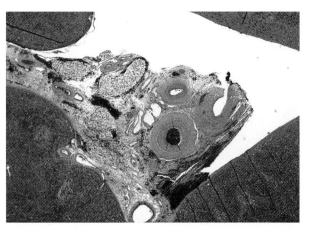

图 1.12 脾门的血管。低倍镜下所示脾门的血管。脾门的血管包括管径大的动脉、静脉和淋巴管。动脉汇合在一起形成脾动脉。脾脏内仅有非常少的淋巴管，它们仅见于最大血管穿透脾脏的外膜区域。正常脾实质内没有淋巴管

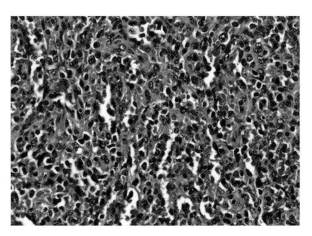

图 1.13 红髓髓窦。图中脾窦开放。窦内的细胞可能见于外周血循环内，其他较实性区域是脾索

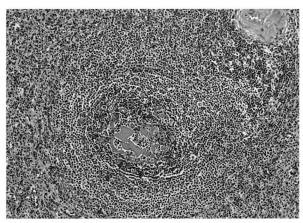

图 1.14 生发中心内透明变性蛋白沉积。图中生发中心中央可见透明变性蛋白（毛玻璃、粉红色物质）。一些情况下，这种现象代表免疫球蛋白沉积，而在其他病例中，其确切的本质还不清楚。它是一种良性改变，对任何诊断没有特异性意义

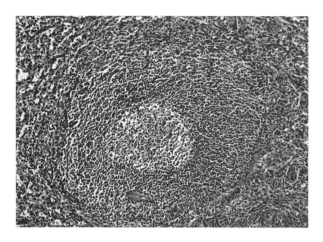

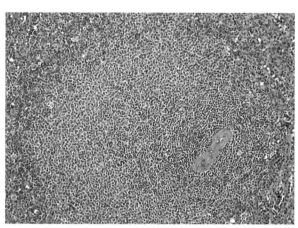

图 1.15 白髓小结。图中显示典型的白髓小结成分。普通性滤泡有3层结构，中央部分是生发中心（如次级滤泡）；第2层是套区，由小的、深蓝色、轻度不规则淋巴细胞组成；最后第3层是边缘区，几乎由小淋巴细胞组成，胞质略增加且淡染

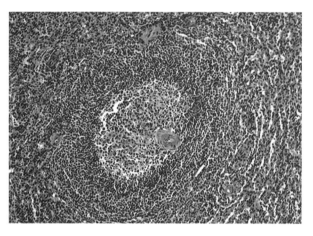

图 1.16 白髓小结。与图1.15一样，此白髓小结由3层结构组成：生发中心、套区和边缘区。注意其周围是一条小动脉横切面，小动脉与脾脏相连续，并由动脉周围淋巴鞘（PALS）包绕

图 1.17 白髓小结，初级滤泡。在未反应的脾脏，生发中心没有形成。这些病例中，白髓小结仅有2层：套细胞核心和边缘区。这些是"原始"滤泡或初级滤泡，未经历生发中心反应

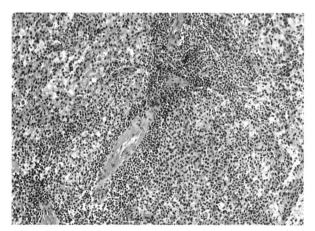

图 1.18 动脉周围淋巴鞘。图中显示伴有淋巴鞘的脾脏小动脉的纵切面。这些淋巴细胞虽然偶混杂有B细胞，但主要是T细胞

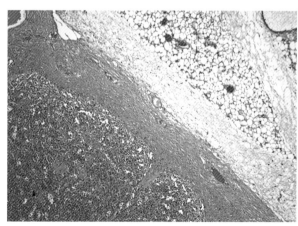

图 1.19 儿童脾脏。这是1例来自于1岁患者的脾脏，其形态学线索是脾脏周围脂肪组织可见一些脂肪母细胞，这些细胞可在出生后（2~5年）较短时间内存在

1.2 脾脏增生

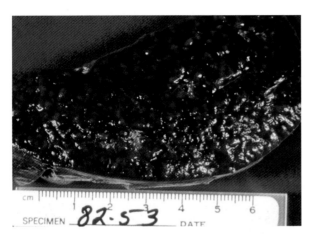

图 1.20 滤泡性增生。图中增大的脾脏大体照片显示脾脏白髓成分明显增加，对应于滤泡性增生。脾脏内白髓小结明显增多形成粟粒样外观，像粟粒的种子（小谷物）。与正常脾脏比较，白髓小结的体积增大，数量增加。这种表现是非特异性的，看起来可能类似于累及白髓的淋巴瘤（图片由美国亚特兰大的 D. Farhi 馈赠）

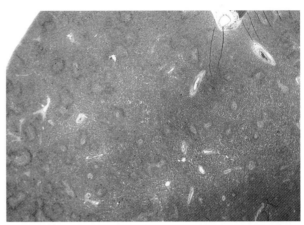

图 1.21 滤泡性增生。低倍镜下，滤泡性增生中脾脏白髓与红髓的比例明显增加。引起滤泡性增生的原因较多，通常与免疫活化有关

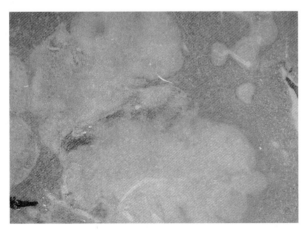

图 1.22 结节性淋巴样增生。结节性（滤泡性）淋巴样增生是脾脏一种罕见的病变。大体上可表现为增大的白髓小结，类似于淋巴样病变局灶性累及或者肉芽肿或炎性病变。形态学上表现为良性反应性生发中心的融合。它们聚集形成结节，因此类似于肿瘤性病变。然而，每个滤泡和细胞的形态学和免疫组织化学特征与反应性病变一样

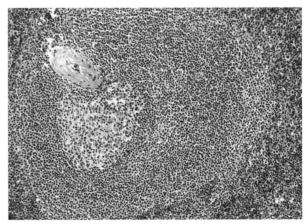

图 1.23 边缘区增生。脾脏边缘区增生被武断地定义为边缘区（第 3 层）厚度超过 10 层。图中显示处于边缘区增生的交界，第 3 层厚度可能为 10 层或以下。其余区域是典型的反应性滤泡

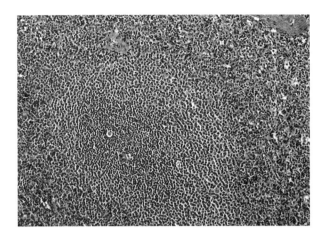

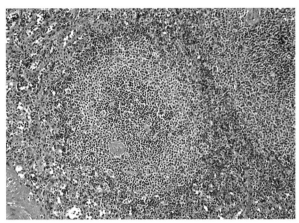

图1.24 边缘区增生。图中滤泡的外层（淡染区）明显膨胀，这层细胞组成了边缘区增生，厚度超过10层。细胞主要为小的和中等大小的淋巴细胞，核圆形，胞质较丰富，淡染，形成边缘区形态。该层与中央的"套细胞"层区分明显，后者细胞小，核深蓝色，几乎没有胞质

图1.25 初级滤泡增生。图中为初级滤泡增生。初级滤泡增生是一种罕见表现，特征为白髓小结总体增多，小结由无生发中心的B细胞组成。初级滤泡增生最常见于早期免疫反应、儿童脾脏和伴有正常免疫反应抑制情况，如激素治疗

1.3 脾脏正常免疫组织化学

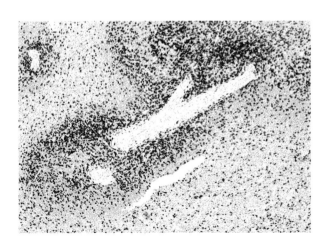

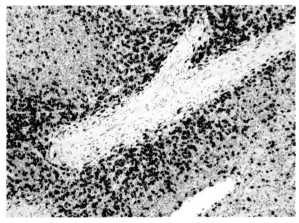

图1.26 正常脾脏CD3免疫染色。T细胞在正常脾脏分布包括生发中心内细胞、散在于套区和边缘区内的细胞、动脉周围淋巴鞘内的较多细胞和白髓内的散在细胞

图1.27 正常脾脏的动脉周围淋巴鞘CD3染色。CD3染色突出显示动脉周围淋巴鞘（PALS）区域内的CD3+T细胞。在脾脏白髓内，这是邻近于小动脉的一种正常的T细胞分布

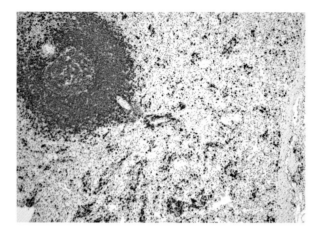

图 1.28 正常脾脏 CD20 染色。CD20 染色成熟的 B 细胞。脾脏内，生发中心的 CD20 染色强度比套区或边缘区可能更容易观察。另外，在红髓内可见一些散在的群集和单个 B 细胞

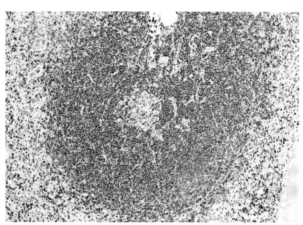

图 1.29 正常脾脏 Bcl-2 染色。Bcl-2 蛋白在正常脾脏的免疫组织化学。注意在白髓内，反应性生发中心表达阴性，但正常套区和边缘区内淋巴细胞可表达 Bcl-2。红髓和白髓内散在的 T 细胞也表达 Bcl-2

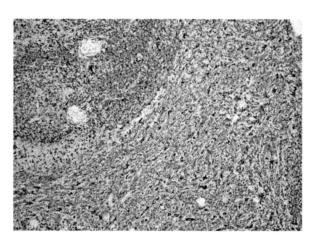

图 1.30 正常脾脏 CD4 染色。脾脏内 CD4 免疫组织化学染色突出显示辅助性 T 细胞（白髓和红髓内），以及红髓内一些巨噬细胞和单核细胞

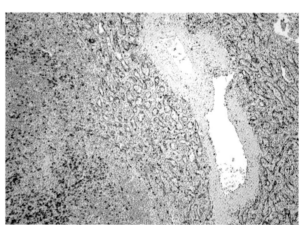

图 1.31 正常脾脏 CD8 染色。除了细胞毒性 T 细胞外，CD8 免疫组织化学染色可突出显示脾脏 Littoral 细胞（如窦内皮细胞）。CD8 染色对显示脾脏内红髓结构非常重要，可提示红髓有病理学改变

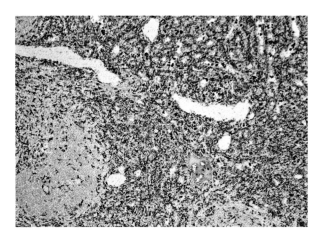

图 1.32 正常脾脏 CD163 染色。CD163 染色显示巨噬细胞。脾脏内脾索区可强阳性表达 CD163，Littoral（窦）细胞也表达 CD163。白髓内特别是活化的生发中心内有一些散在的巨噬细胞

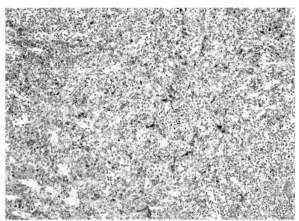

图 1.33 正常脾脏 CD42b 染色。CD42b 染色巨核细胞和血小板。除了脾窦内罕见的血小板外，正常脾脏内没有 CD42b 阳性的细胞。然而，有些病例内可见到罕见的单个巨核细胞。如果细胞数量增加（>1 个 /10HPF），应考虑髓外造血或肿瘤性髓系增生

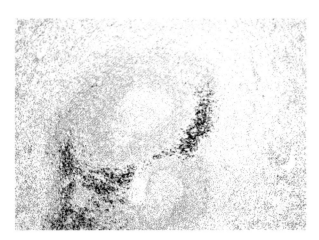

图 1.34 正常脾脏 CD123 染色。CD123 最常表达于浆细胞样树突细胞中。图示 CD123 表达于白髓的边缘区和动脉周围淋巴鞘周围。有些罕见的 B 细胞淋巴瘤表达 CD123，但根据笔者经验，CD123 表达水平仅能通过流式细胞仪检查，而免疫组化染色为阴性

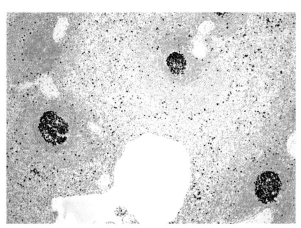

图 1.35 正常脾脏 Ki-67 染色。Ki-67 是一种增殖标记物。图中正常生发中心（次级滤泡）具有高度增殖活性，红髓内仅可见到罕见的增殖细胞

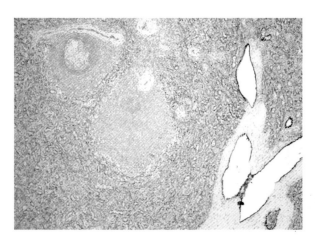

图 1.36 正常脾脏 F Ⅷ 抗原染色。F Ⅷ 抗原染色血小板、巨核细胞和内皮细胞。正常脾脏内 Littoral 细胞（窦内皮细胞）也表达 F Ⅷ 抗原

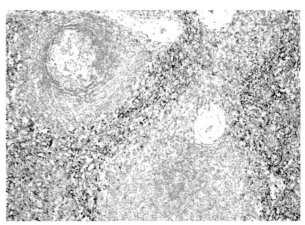

图 1.37 正常脾脏 CD31 染色。CD31 可染色内皮细胞和组织细胞。脾脏内，脾索组织细胞、血管内皮和一些 Littoral 细胞表达 CD31

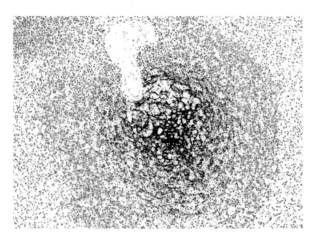

图 1.38 正常脾脏 CD21 染色。脾脏内 CD21 染色可见于滤泡树突细胞（FDC）和一些淋巴细胞。强阳性染色可见于滤泡的 FDC 网，弱染色和不同程度染色可见于边缘区内的淋巴细胞

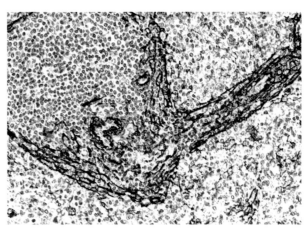

图 1.39 正常脾脏的平滑肌肌动蛋白（SMA）染色。SMA 染色显示脾脏内的肌纤维母细胞，包括脾脏边缘区（白髓）和红髓之间边界内衬覆的细胞。有些动物脾脏中该边界明显，但在人脾脏中这种边界不明显

（黄文斌　译，周晓军　审）

2

脾脏先天性畸形和异常及其组织学

　　脾脏先天性异常极少遇到，然而，当遇到时常由于不熟悉这些异常很难做出诊断。偶尔，它们还可能与严重的脾脏病变相类似，对于病理医师来说应该熟悉其病变并排除恶性肿瘤。本章描述的病变包括：副脾，当其位于少见部位时可导致诊断困难。胰腺内脾脏，罕见发生，可能是副脾的一种亚型。脾组织植入，表现为腹腔内存在多个、小的、碎片状的功能性脾组织。脾性腺融合，是一种罕见病变，可产生少见的临床表现，包括左侧腹股沟疝。最后，本章还介绍了位于脾脏的表面沟槽，并确定了它们的胚胎学来源。本章同时收录组织学和大体图片。

2.1 副脾

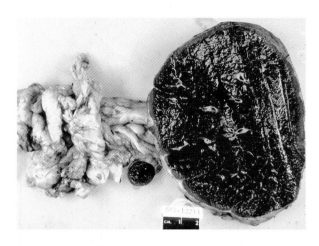

图2.1 副脾。带有胰腺和网膜的脾脏切面。脾脏门部有一个小的结节（约2cm），呈深紫红色。这是一个副脾，位于门部，可见于约10%人群，最常见于脾门区（图片由美国亚特兰大的D. Farhi馈赠）

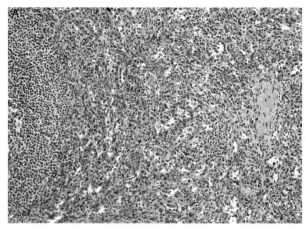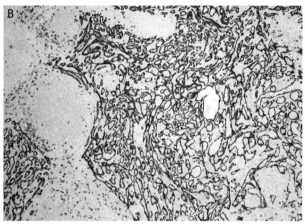

图2.2 副脾。该病理标本因怀疑为转移癌而被作为"肿大的淋巴结"送检，其紧邻于胰腺。A．组织学表现；B．CD8免疫组织化学染色。CD8染色显示脾脏独特的脾窦结构，在少见部位可能有助于识别脾脏组织

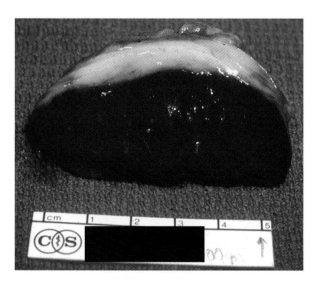

图2.3 副脾切面的大体表现。图中副脾最大直径约为5cm。注意切面是深红色，类似于脾脏（图片由美国洛杉矶的L. Morgenstern馈赠）

2.2 胰腺内脾脏

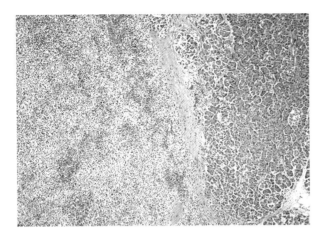

图 2.4 胰腺内脾脏。胰腺内脾脏是一种与胚胎异常有关的病变。小块脾脏组织被包裹在胰腺内，通常在胰腺尾部（右侧为正常的胰腺组织）。尽管这些脾脏大小可有变异，但通常很小。图中脾脏成分主要是红髓，提示这是一个相对早期的胚胎事件（图片由美国盐湖城的 R. Mills 馈赠）

2.3 多脾

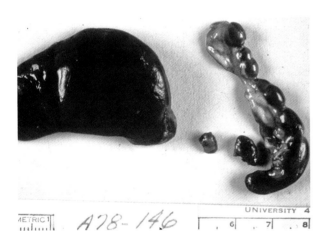

图 2.5 多脾。多脾的大体图片。图中脾脏组织原始分隔小叶没有融合形成一个完整的器官，仅部分融合或被纤维条索分隔。尽管这种解剖学异常的脾脏可能功能正常，但其通常伴有其他严重的先天性异常（图片由美国亚特兰大的 D. Farhi 馈赠）

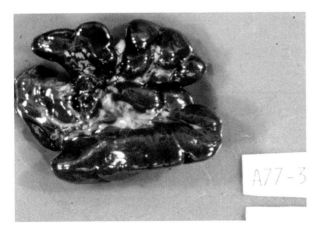

图 2.6 多脾。另一例来自于患有多脾的胎儿的大体标本。图中可见脾脏组织内的独立结节，每个结节都有独立的动脉和静脉，最终融合形成脾动脉或静脉（图片由美国亚特兰大的 D. Farhi 馈赠）

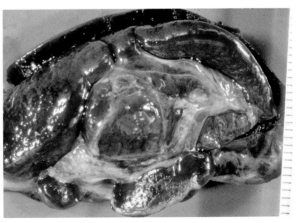

图 2.7 多脾。另一例多脾。注意脾脏的小叶没有完全融合（图片由美国亚特兰大的 D. Farhi 馈赠）

2.4 脾组织植入

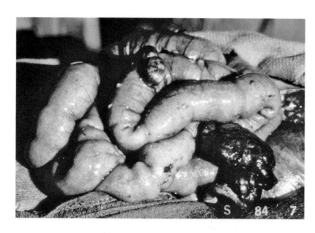

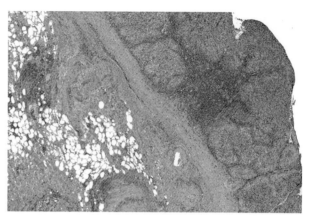

图2.8 脾组织植入。脾组织植入的大体图片。图中有一些结节状、暗红色组织块黏附于肠系膜上，最常见于创伤性脾破裂后。小块脾组织种植于整个腹腔，每块脾组织都建立了自己的血液供应，作为一个小的但完整的脾脏发挥功能。在脾脏切除术和病理情况下，脾脏的组织块可明显增大（图片由美国亚特兰大的 D. Farhi 馈赠）

图2.9 脾组织植入。脾组织植入的镜下图片。图片示组织由腹膜的纤维脂肪组织组成。在腹膜内表面（右侧和上方）可见纤维淋巴样区域，它们是脾组织块，可能是腹部创伤后脾脏"移植"到该部位

2.5 脾性腺融合

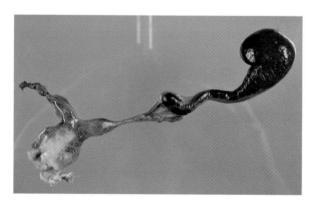

图2.10 脾-卵巢融合。脾-卵巢（如脾性腺）融合的大体图片。图中拉长的脾组织间有物理上的粘连，并与左侧卵巢的一部分相连。有些病例，融合可仅由细的纤维条索组成，其间可有包裹的小块状脾实质

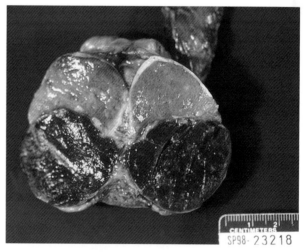

图2.11 脾-性腺融合。在切除的睾丸内见有异位的脾脏组织（下方）。脾脏组织呈现通常的深红色，标本的上部分可见正常、有些被挤压的睾丸组织

2.6 其他病变

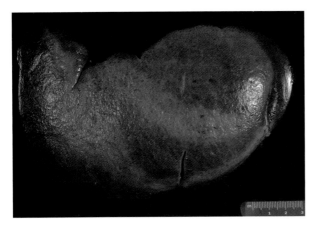

图2.12 表面沟。本例脾脏因低级别B细胞淋巴瘤而增大。然而，在脾脏内侧表面（左上方）、上极（极右侧）和侧面/背侧表面（下方中间）可见深沟。这些沟槽是正常变异和原始胚胎脾脏小叶分隔而来的残余，成年后没有完全融合。这些沟槽没有特异性生理意义（图片由美国休斯顿的 W. Greaves 馈赠）

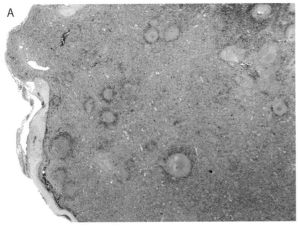 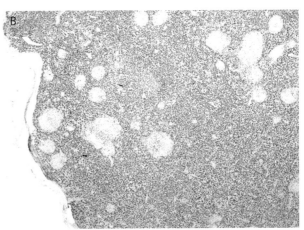

图2.13 取自"左侧腹股沟疝"的组织。A．组织学；B．CD8 免疫染色显示的红髓结构。图中表示"腹股沟疝"实际上是由异位脾组织造成的。胎儿期睾丸从腹腔下降过程中，小部分脾组织可发生转运。当这些组织块被黏附时，就变成了脾性腺融合；当不发生黏附时，这些组织可表现为腹股沟肿块，位于腹股沟管内，类似于疝

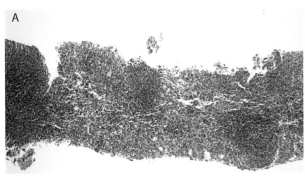 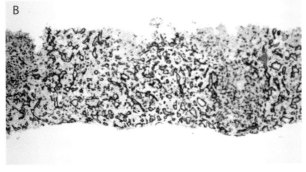

图2.14 肺的细针活检标本。肺左下叶活检显示的组织学改变。A．肺组织未被活检，被取材的为正常脾脏组织；B．CD8 染色显示正常脾脏结构，该标记对显示脾脏红髓结构非常有价值

（黄文斌　译，周晓军　审）

3

淋巴系统肿瘤

淋巴瘤或许是脾脏病理中一个最重要的部分。各种淋巴瘤都可见于脾脏内，这些淋巴瘤可根据不同方法分为多种类型，包括细胞来源（T 与 B 细胞）、累及模式（红髓、白髓、混合性、肿块），或作为全身性淋巴瘤的一个脾脏为主的表现。本章介绍了主要累及脾脏白髓的淋巴瘤有脾脏边缘区淋巴瘤、慢性淋巴细胞性白血病、淋巴浆细胞性淋巴瘤、滤泡性淋巴瘤、套细胞淋巴瘤和浆细胞骨髓瘤，位于红髓的淋巴瘤包括毛细胞白血病、变异型毛细胞白血病、脾脏弥漫性红髓小 B 细胞性淋巴瘤、前淋巴细胞性白血病／淋巴瘤、淋巴母细胞性白血病／淋巴瘤、肝脾 T 细胞性淋巴瘤、T 细胞大颗粒淋巴细胞性白血病和其他 T 细胞性淋巴瘤。另外，还介绍了其他类型淋巴瘤包括弥漫性大 B 细胞性淋巴瘤和亚型、经典型霍奇金淋巴瘤和以结节性淋巴细胞为主型霍奇金淋巴瘤。

3.1 脾脏边缘区淋巴瘤

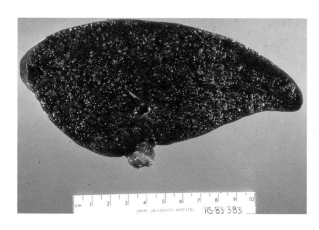

图3.1 白髓B细胞淋巴瘤。B细胞淋巴瘤累及白髓的脾脏切面大体观。正常白髓结构明显，导致暗红色背景内可见许多小的苍白色结节（图片由美国亚特兰大的 D. Farhi 馈赠）

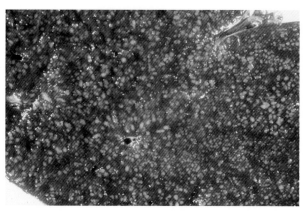

图3.2 白髓B细胞淋巴瘤。另一例B细胞淋巴瘤累及白髓的脾脏大体观。注意白髓小结数量明显增多，称为"粟粒"状改变，指的是像粟粒的种子

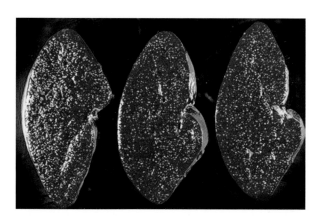

图3.3 脾脏边缘区淋巴瘤。脾脏边缘区淋巴瘤的大体切面。注意脾脏白髓内明显增多的、小的白色"粟粒"状结节（图片由美国波士顿的 A. Sohani 馈赠）

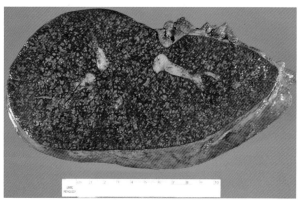

图3.4 脾脏边缘区淋巴瘤。脾脏边缘区淋巴瘤的脾脏大体图片，脾脏重达2800g。与之前的病例一样，白髓特别明显，呈"粟粒"状（图片由美国波士顿的 M. Kamionek 馈赠）

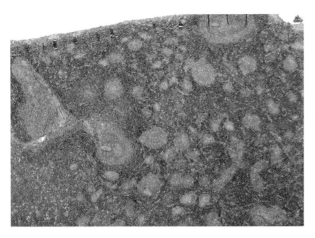

图3.5 脾脏边缘区淋巴瘤。低倍镜所示脾脏边缘区淋巴瘤，脾脏内白髓小结明显增多，每个小结是肉眼可看到的粟粒状结节。这些小结仅少数是白髓，其他是红髓内的淋巴细胞结节

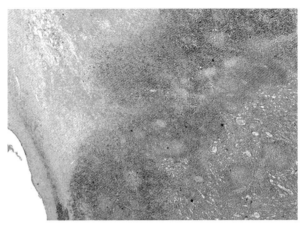

图3.6 脾脏边缘区淋巴瘤。低倍镜显示脾脏边缘区淋巴瘤（下方）伴部分梗死（上方）。该脾脏破裂可能由于脾脏整体增大，被膜变薄变脆所致。尽管不典型，但被膜破裂可能是低级别脾脏B细胞淋巴瘤的一种临床症状

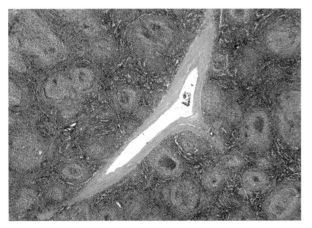

图3.7 脾脏边缘区淋巴瘤。图中脾脏边缘区淋巴瘤显示白髓小结明显增多。异常淋巴细胞沿血管分布和增多

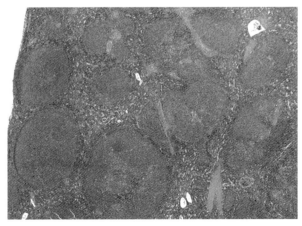

图3.8 脾脏边缘区淋巴瘤。中倍镜下所示脾脏边缘区淋巴瘤。图中白髓小结增大，而且细胞形态相对一致（单层），该形态可见于各种白髓B细胞淋巴瘤

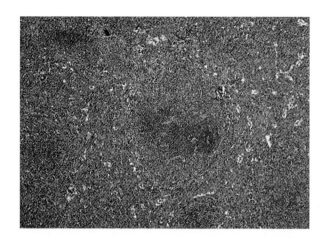

图3.9 脾脏边缘区淋巴瘤。中倍镜显示脾脏边缘区淋巴瘤。注意白髓小结形态紊乱。另外，红髓内淋巴细胞明显增加

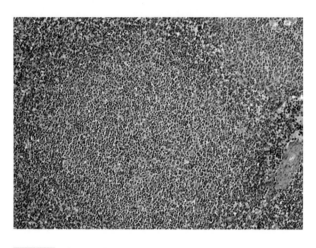

图3.10 脾脏边缘区淋巴瘤。脾脏边缘区淋巴瘤的白髓小结。图中主要为小淋巴细胞。然而，在结节的中央是一些散在的大细胞，提示反应性生发中心被肿瘤性淋巴细胞植入

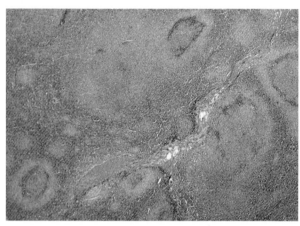

图3.11 脾脏边缘区淋巴瘤。脾脏边缘区淋巴瘤显示明显的"单核细胞样"分化。与残留的套细胞（深蓝色）相比，淋巴瘤细胞淡染，但有反应性滤泡被肿瘤性细胞植入

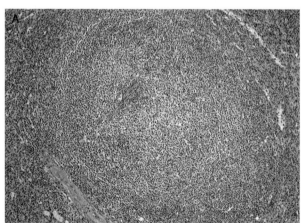

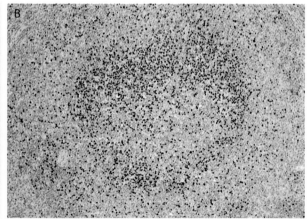

图3.12 脾脏边缘区淋巴瘤。A. 图中脾脏边缘区淋巴瘤可见滤泡被淋巴瘤细胞植入；B. Ki-67免疫染色更为明显。高度增殖的正常滤泡中心细胞被低增殖的淋巴瘤细胞所取代

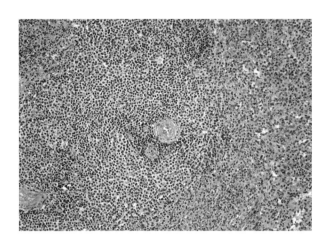

图 3.13 脾脏边缘区淋巴瘤。中倍镜显示一支小动脉。注意异常的淋巴瘤细胞（胞质淡染，细胞轻度增大）围绕小动脉。脾脏边缘区细胞常植入到动脉周围淋巴鞘（PALS）区域

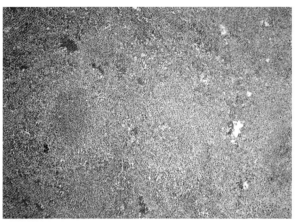

图 3.14 脾脏边缘区淋巴瘤伴弥漫性大B细胞淋巴瘤转化。图片中央和左侧可见低级别B细胞淋巴瘤（脾脏边缘区淋巴瘤），而淋巴瘤（右侧中间）显示弥漫性分布和大细胞。此弥漫性大B细胞性淋巴瘤可能代表着脾脏边缘区淋巴瘤的转化

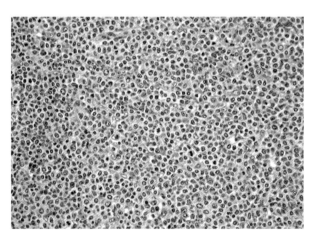

图 3.15 脾脏边缘区淋巴瘤。图中脾脏边缘区淋巴瘤存在浆细胞样分化区域。虽然罕见，但浆细胞分化可见于脾脏边缘区淋巴瘤。这种表现比脾脏淋巴浆细胞性淋巴瘤更为常见

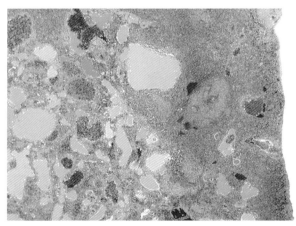

图 3.16 脾脏边缘区淋巴瘤伴淋巴管瘤。脾脏切除标本中存在一种以上的疾病并不少见。图中可见脾脏边缘区淋巴瘤伴脾脏淋巴管瘤

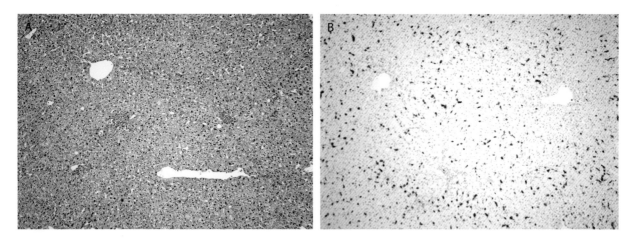

图 3.17 累及肝脏的脾脏边缘区淋巴瘤。脾脏边缘区淋巴瘤患者的肝活检标本。A.淋巴瘤细胞轻度累及肝索和门静脉区；B. CD20免疫染色可明显显示淋巴瘤细胞（图片由美国休斯顿的 L. J. Medeiros 馈赠）

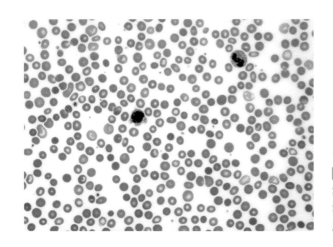

图 3.18 累及外周血的脾脏边缘区淋巴瘤。脾脏边缘区淋巴瘤患者的外周血内可见单个异常的淋巴细胞。这些淋巴细胞通常有但不总是有胞质突起（绒毛状淋巴细胞）。这种形态并不完全是脾脏边缘区淋巴瘤所特有

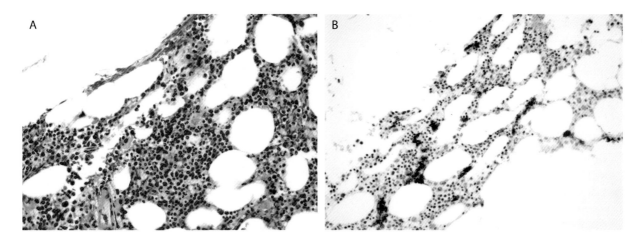

图 3.19 累及骨髓的脾脏边缘区淋巴瘤。A. 图中骨髓标本有脾脏边缘区淋巴瘤呈窦内轻度累及；B. CD20免疫染色能较容易地显示异常淋巴细胞的线性排列

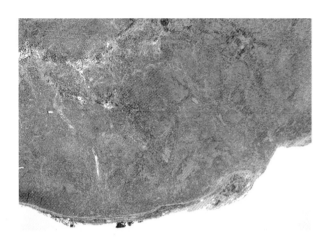

图 3.20 累及颈部淋巴结的脾脏边缘区淋巴瘤。虽然脾脏边缘区淋巴瘤累及远处淋巴结不常见，但正如本例一样可以发生。这种情况很难与非特异性边缘区淋巴瘤（如结外边缘区淋巴瘤）继发性累及脾脏相区分

3.2 慢性淋巴细胞白血病

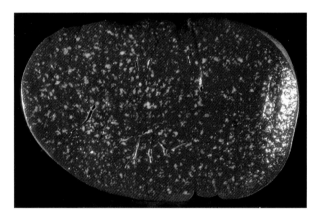

图 3.21 慢性淋巴细胞白血病（CLL）。CLL 导致的脾脏体积增大的大体图片。该脾脏虽然表面上显示正常的白髓和红髓排列，但脾脏明显增大（>1kg），红髓和白髓成比例的膨胀。白髓和红髓内有增多的异常淋巴细胞（图片由美国波士顿的 A. Sohani 馈赠）

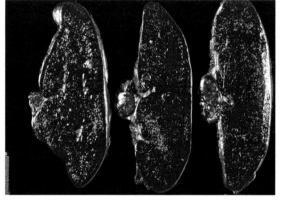

图 3.22 慢性淋巴细胞白血病。CLL 和难治性免疫性血小板减少性紫癜的脾脏切面图。此两种疾病均可导致脾脏增大。图中脾脏白髓体积增大导致粟粒状表现，而该形态可见于许多主要累及脾脏白髓的 B 细胞性淋巴瘤（图片由美国休斯顿的 Z. Chakhachiro 馈赠）

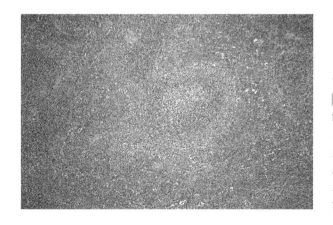

图 3.23 持续性多克隆性 B 细胞淋巴细胞增多症。持续性多克隆性 B 细胞性淋巴细胞增多症的脾脏切面图。这种良性疾病可伴有血液循环中多克隆 B 细胞增多。正如图中所见，脾脏白髓小结增大和红髓淋巴细胞增多，这可能容易与 B 细胞淋巴瘤，特别是 CLL 累及脾脏混淆，该病好发于伴 HLA-DR7 表型的女性吸烟者

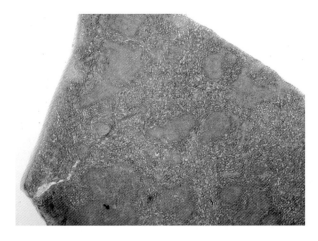

图3.24 慢性淋巴细胞白血病。低倍镜显示CLL累及脾脏。典型病例中，脾脏白髓小结的数量和大小均增加

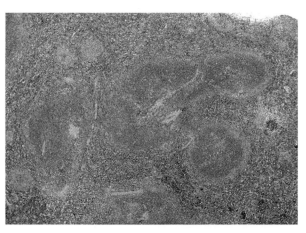

图3.25 慢性淋巴细胞白血病。图中白髓小结体积增大，淋巴细胞沿动脉扩散，取代正常PALS区。图中淋巴小结周围有一淡染区，需要与CLL中残留的边缘区细胞或边缘区分化相鉴别

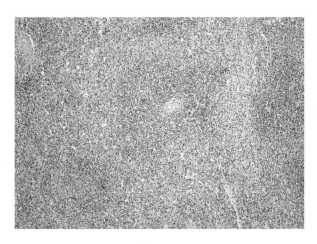

图3.26 慢性淋巴细胞白血病。CCL早期累及脾脏。白髓结构仅有轻度扭曲，红髓小淋巴细胞增加。在无临床信息情况下，早期脾脏CLL很难与"单核样B淋巴细胞增多症"区分

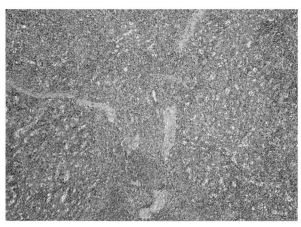

图3.27 慢性淋巴细胞白血病。白血病的异常淋巴细胞沿动脉扩散，取代这些区域T细胞的正常分布

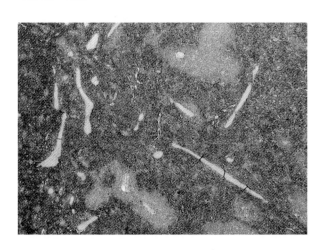

图3.28 慢性淋巴细胞白血病。图中白髓（常见）和红髓广泛累及，总体上形成一种深蓝色的表现

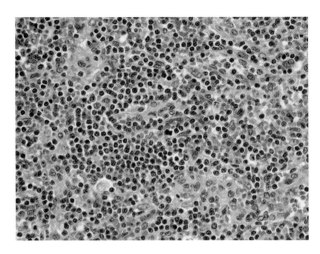

图3.29 慢性淋巴细胞白血病。高倍镜下所示CLL中的脾脏红髓。脾索和脾窦内小淋巴细胞增多，有些小结节聚集在小血管周围（中心），可能代表着PALS区域

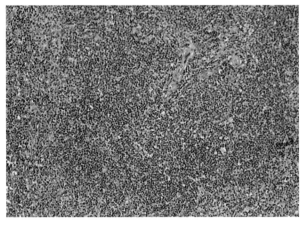

图3.30 慢性淋巴细胞白血病。中倍镜显示CLL中白髓小结。淋巴细胞大多数大小一致，核小，染色质致密，胞质少

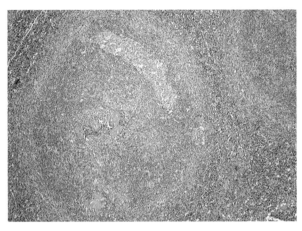

图3.31 慢性淋巴细胞白血病。图中可见白髓小结膨胀，其上方留有残存的生发中心（弓形区域），周围CLL的淋巴细胞包绕，也可见到保存的边缘区

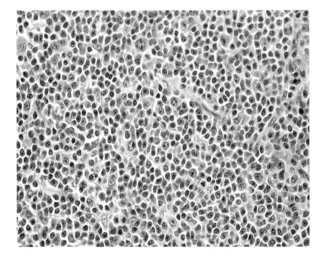

图3.32 慢性淋巴细胞白血病。高倍镜下所示脾脏CLL。图中CLL的双相性特征明显，可见许多小淋巴细胞和大淋巴细胞，后者染色质几乎开放，核仁明显，胞质增多，它们是前淋巴细胞或副免疫母细胞

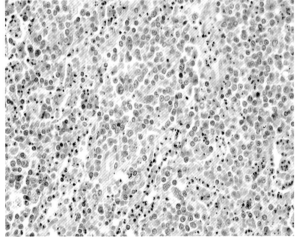

图3.33 慢性淋巴细胞白血病伴疟疾。CLL和恶性疟原虫性疟疾共存的罕见病例。深色物质为"疟疾色素"

3.3 淋巴浆细胞性淋巴瘤

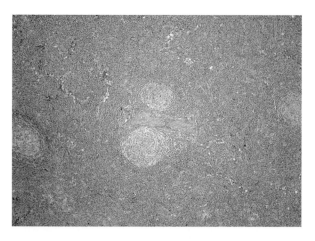

图 3.34 淋巴浆细胞性淋巴瘤（LPL）。低倍镜下所示LPL累及脾脏。LPL累及脾脏罕见，可能是由于累及脾脏的症状不明显和很少需要行脾脏切除术进行诊断

图 3.35 淋巴浆细胞性淋巴瘤。低倍镜下所示另一例脾脏LPL。图中红髓内淋巴细胞增加，白髓表面上是正常的

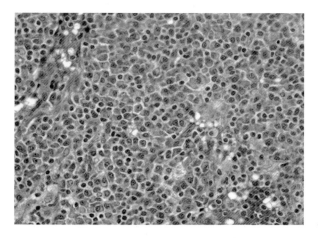

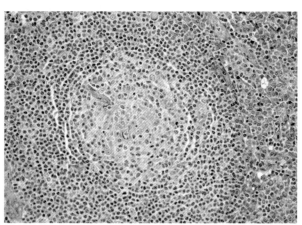

图 3.36 淋巴浆细胞性淋巴瘤。高倍镜下所示LPL累及脾脏。图中显示广泛的浆细胞分化。异常细胞主要位于红髓、脾索和脾窦区。可见非典型浆细胞（体积大和双核），虽然本图中未见Dutcher小体（核内免疫球蛋白包涵体），但它们在LPL较为常见

图 3.37 淋巴浆细胞性淋巴瘤。高倍镜下所示脾脏白髓生发中心。白髓虽没有明显的LPL累及，但邻近的红髓内能见到浆细胞增加和异常的淋巴细胞

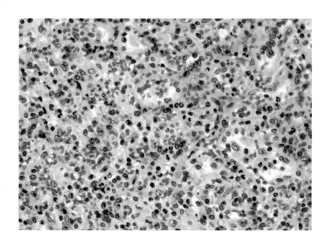

图 3.38 淋巴浆细胞性淋巴瘤。高倍镜下所示脾脏LPL。红髓内可见大、小淋巴细胞增多，偶见浆细胞

3.4 滤泡性淋巴瘤

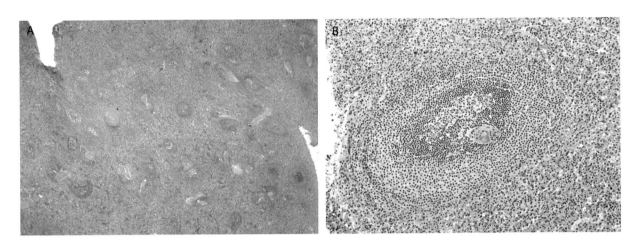

图3.39 原位滤泡性淋巴瘤。原位滤泡性淋巴瘤（FLIS）镜下观。FLIS定义为生发中心被具有滤泡性淋巴瘤表型和遗传学的肿瘤细胞局灶性累及。然而，不同于滤泡性淋巴瘤，仅有少数FLIS可继续进展为系统性滤泡性淋巴瘤。A．低倍镜；B．中倍镜（图片由美国匹兹堡的J. Cooke馈赠）

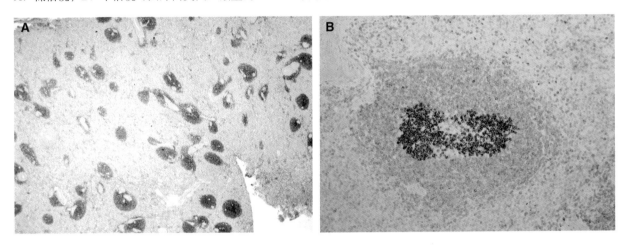

图3.40 原位滤泡性淋巴瘤，Bcl-2染色。与正常滤泡Bcl-2染色阴性相反，FLIS的异常细胞Bcl-2呈强阳性表达。与脾脏套区和边缘区细胞Bcl-2表达相比，这些异常细胞通常为强阳性。A．低倍镜；B．中倍镜（图片由美国匹兹堡的J. Cooke馈赠）

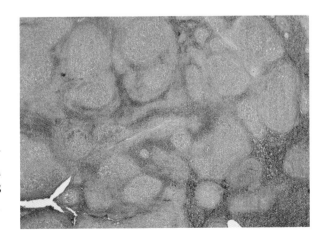

图3.41 滤泡性淋巴瘤。低倍镜下所示脾脏滤泡性淋巴瘤。白髓呈结节状广泛膨胀，注意有一些残留的PALS区，部分被异常淋巴细胞浸润或膨胀。红髓结构保留，但被肿瘤性白髓成分挤压

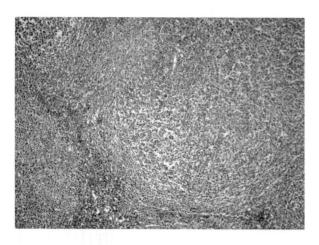

图 3.42 滤泡性淋巴瘤。高倍镜下所示脾脏低级别滤泡性淋巴瘤。图中异常的滤泡结构主要由小的不规则淋巴细胞（中心细胞）组成，细胞核不规则，胞质少。少见混杂有较大的转化淋巴细胞，核分裂象非常罕见

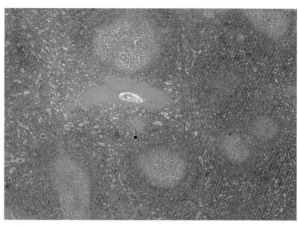

图 3.43 滤泡性淋巴瘤。低倍镜下所示脾脏滤泡性淋巴瘤。与大多数主要累及脾脏白髓的 B 细胞淋巴瘤彼此不能互相区分

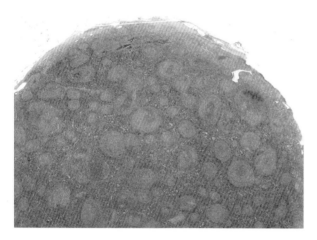

图 3.44 滤泡性淋巴瘤。低倍镜下所示滤泡性淋巴瘤累及副脾。注意白髓结构/滤泡数量总体增加

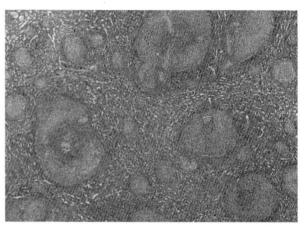

图 3.45 滤泡性淋巴瘤。图中低级别滤泡性淋巴瘤的脾脏白髓小结大小不一，但它们的细胞成分相对一致

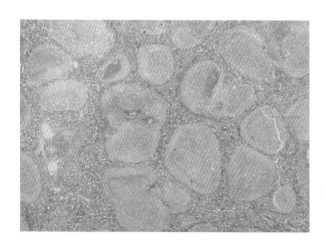

图 3.46 滤泡性淋巴瘤。另一例脾脏低级别滤泡性淋巴瘤。图中白髓小结数量明显增加，导致红髓与白髓的比例明显降低。这些滤泡结构保留了它们的边缘区

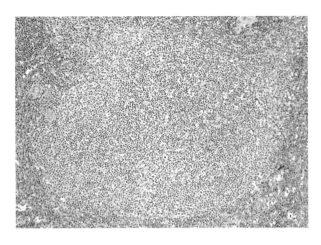

图3.47 滤泡性淋巴瘤。中倍镜下所示低级别滤泡性淋巴瘤。注意白髓内淋巴细胞呈均一性表现

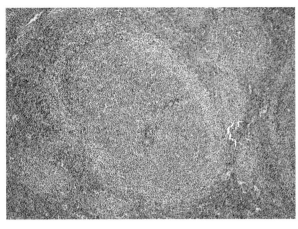

图3.48 滤泡性淋巴瘤。另一例低级别滤泡性淋巴瘤的异常滤泡，边缘区保留

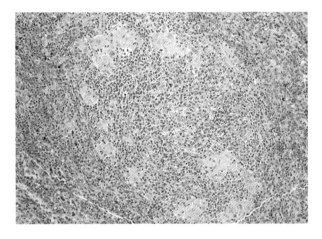

图3.49 滤泡性淋巴瘤伴肉芽肿。肉芽肿可见于所有类型B细胞淋巴瘤。图中小的上皮样肉芽肿可见于滤泡性淋巴瘤白髓小结的周围

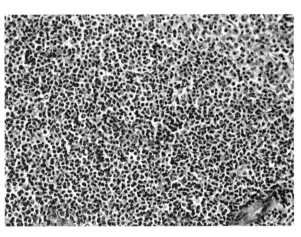

图3.50 滤泡性淋巴瘤。1级滤泡性淋巴瘤的细胞学组成。注意异常的淋巴细胞主要是小淋巴细胞伴不规则形核。虽然大细胞的数量应与一些滤泡的组成相关且平均，但每高倍镜视野（HPF）不到5个

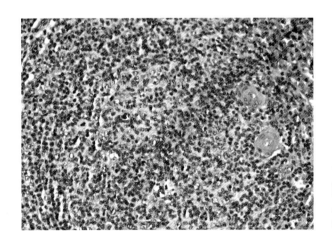

图3.51 滤泡性淋巴瘤。2级滤泡性淋巴瘤的细胞学组成。注意异常的淋巴细胞主要是小淋巴细胞伴不规则形核，但有一些大的转化细胞存在（5~15个/HPF）

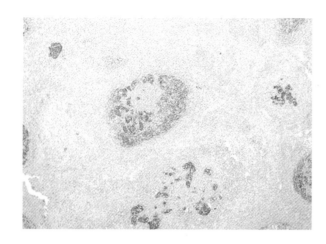

图 3.52 滤泡性淋巴瘤，CD21 染色。CD21 染色的滤泡树突细胞（FDC）。图中滤泡性淋巴瘤的异常 FDC 网通过染色显示出来

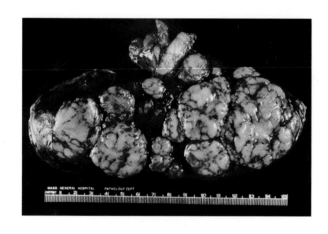

图 3.53 滤泡性淋巴瘤。3 级滤泡性淋巴瘤广泛累及脾脏的大体图片。大的粉色膨胀结节，取代正常脾实质，它们是正常脾脏切面内见到的正常结节聚集的奇怪表现（图片由美国波士顿的 A. Sohani 馈赠）

3.5　套细胞淋巴瘤

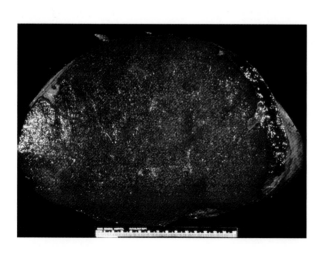

图 3.54 套细胞淋巴瘤（MCL）。MCL 累及脾脏导致脾脏明显增大的大体图片。图中脾脏重达 4kg。白髓滤泡（小的淡染结节）数量明显增加，其间的红髓也同时增加。这可能提示红髓和白髓均被异常的淋巴细胞累及（本图片由美国波士顿的 A. Sohani 馈赠）

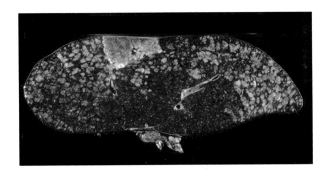

图3.55 套细胞淋巴瘤。套细胞淋巴瘤累及脾脏的大体图片。图中脾脏发生梗死（上中部楔形褐色区域）。梗死常导致疼痛，需要切除增大的脾脏。不同于前面的病例，这例相对较大，白髓小结更加不规则，红髓没有增大（图片由美国波士顿的A. Sohani馈赠）

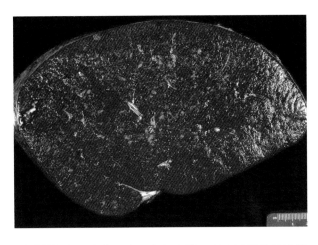

图3.56 套细胞淋巴瘤。套细胞淋巴瘤广泛累及导致脾脏明显增大。白髓淋巴瘤典型的粟粒状特征在此例表现不明显（本图片由美国休斯顿的W. Greaves提供）

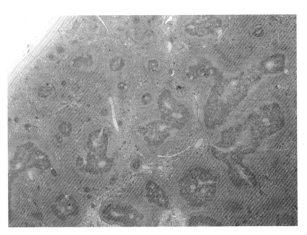

图3.57 套细胞淋巴瘤。套细胞淋巴瘤最常分布于脾脏的白髓。图中边缘区保留或套细胞淋巴瘤"单核样"分化。脾脏小B细胞淋巴瘤的区分需要免疫组化染色

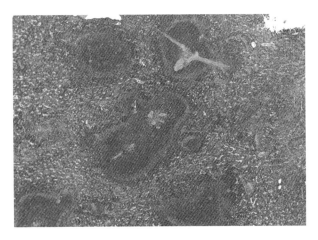

图3.58 套细胞淋巴瘤。低倍镜下，白髓数量和大小总体增加。图中红髓内也有一些小的淋巴细胞结节。这些特征可在其他脾脏小B细胞性淋巴瘤中见到

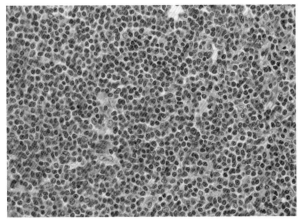

图3.59 套细胞淋巴瘤。高倍镜下所示脾脏套细胞淋巴瘤。套细胞淋巴瘤中的单个细胞呈圆形到轻度不规则，染色质成熟，胞质少，较大的转化淋巴细胞罕见

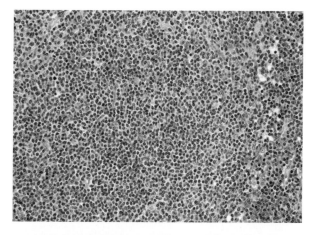

图 3.60 套细胞淋巴瘤。高倍镜下所示另一例脾脏套细胞淋巴瘤。白髓小结由相对一致的小淋巴细胞组成。大多数病例中 cyclin D1 阳性可证实该诊断

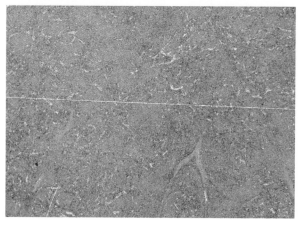

图 3.61 套细胞淋巴瘤，母细胞亚型。低倍镜下，脾脏被淋巴瘤弥漫性累及。图中淋巴瘤细胞比典型的套细胞淋巴瘤染色淡。母细胞型套细胞淋巴瘤与侵袭性临床过程相关

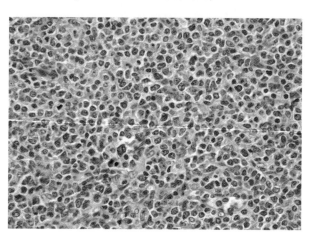

图 3.62 套细胞淋巴瘤，母细胞亚型。高倍镜下所示多形型及母细胞亚型套细胞淋巴瘤。母细胞样套细胞淋巴瘤有 2 种类型：多形型和母细胞型。图中瘤细胞大，核呈不规则多形性

3.6　浆细胞骨髓瘤

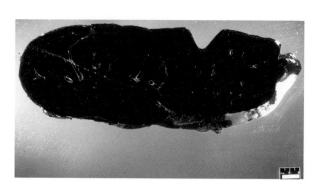

图 3.63 浆细胞骨髓瘤。脾脏被浆细胞骨髓瘤累及的大体图片。图中病变弥漫性累及红髓，形成"牛肉"样外观。正如本例，骨髓瘤罕见弥漫性累及脾脏（图片由美国亚特兰大的 D. Farhi 馈赠）

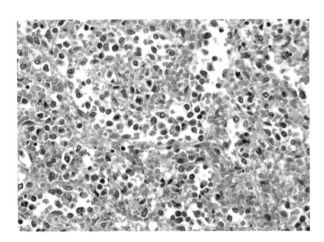

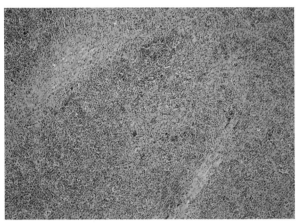

图3.64 浆细胞骨髓瘤。高倍镜下所示脾脏被浆细胞骨髓瘤累及。仅偶见浆细胞，包括一些伴Dutcher小体的浆细胞。许多细胞为组织细胞或髓外造血

图3.65 浆细胞骨髓瘤（PCM），髓外造血。中倍镜下所示浆细胞骨髓瘤的脾脏。图中脾脏内无PCM的组织学改变。然而，由于髓外造血导致脾脏体积增大，这可能是由于肿瘤性浆细胞吞噬了正常骨髓成分所致

3.7　毛细胞白血病

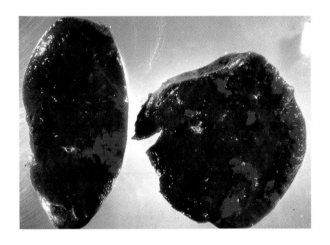

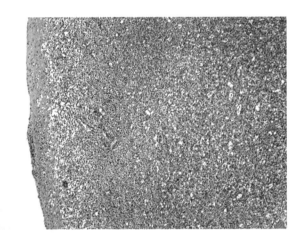

图3.66 毛细胞白血病。脾脏毛细胞白血病大体图片。红髓膨胀，形成典型红髓病变的"牛肉"样外观。另外，有一些小的血性结节，对应于组织学上见到的"血湖"。图中可见梗死，与非梗死脾脏相比，梗死区淡染和均质状（图片由美国亚特兰大的D. Farhi馈赠）

图3.67 毛细胞白血病。脾脏在低倍镜下，可见小淋巴细胞弥漫性增生，其中许多细胞胞质增加和淡染。由于红髓弥漫性累及，未见白髓结构。脾脏被膜可见肿瘤细胞浸润，被膜不坚韧，即使很小的创伤也会导致脾脏破裂

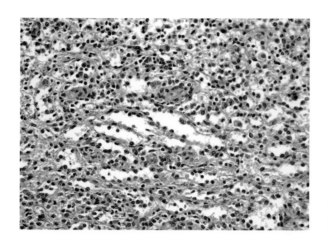

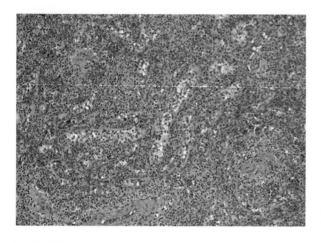

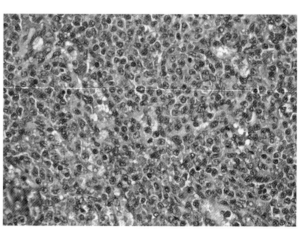

←

图 3.68 毛细胞白血病。图中红髓膨胀和白髓减小

图 3.69 毛细胞白血病。中倍镜下所示毛细胞白血病。异常淋巴细胞位于红髓，导致脾索膨胀和位于脾窦内

图 3.70 毛细胞白血病。毛细胞白血病的细胞核圆形，小至中等大小，染色质边集或粗糙颗粒状，胞质中等，淡粉染。HE染色切片中难以见到胞质突起（绒毛状）

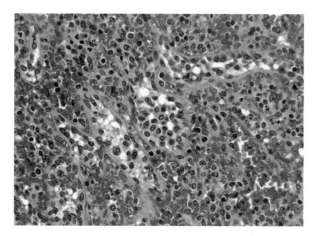

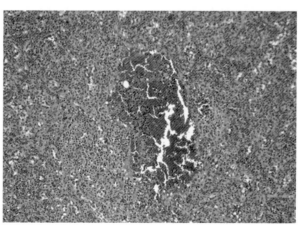

图 3.71 毛细胞白血病。毛细胞白血病的另一处高倍镜显示。图中胞质边界更加不规则，染色质空泡状。这可能是固定假象

图 3.72 毛细胞白血病。毛细胞白血病中的"血湖"。血湖是小灶性出血，不是在血管腔内，而是在衬覆异常淋巴细胞的腔隙内。血湖虽然在毛细胞白血病常见，但不是诊断性特征

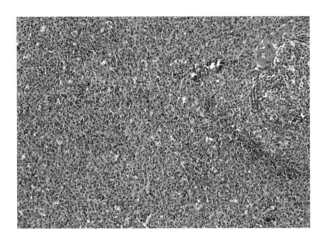

图3.73 毛细胞白血病。图中异常淋巴细胞明显使红髓膨胀，但正常的白髓结构仍然存在（滤泡，边缘区；右侧中间）

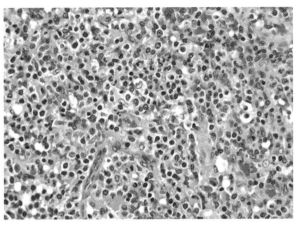

图3.74 毛细胞白血病。图中异常淋巴细胞的胞质透亮。核圆形伴丰富透亮胞质，即通常所说的"荷包蛋"样表现

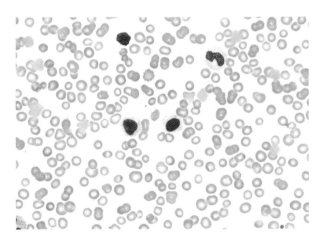

图3.75 毛细胞白血病，外周血。图中显示2个异常毛细胞白血病淋巴样细胞（中央）和2个粒细胞（上面和左侧）。白血病淋巴样细胞核圆形到卵圆形，胞质丰富淡染，胞质轻度突起（绒毛状）

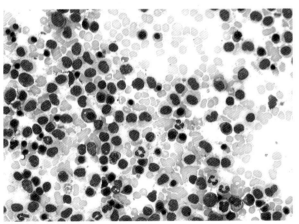

图3.76 毛细胞白血病，骨髓吸取。由于骨髓纤维化，骨髓吸取涂片不常见，这是1例毛细胞白血病骨髓吸取涂片，细胞核圆形到卵圆形，染色质浓缩，胞质中等，淡粉蓝色

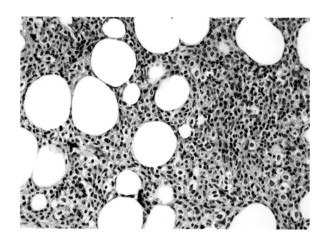

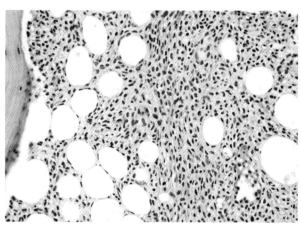

图3.77 毛细胞白血病，骨髓粗针活检。图片下部大多数为毛细胞白血病细胞。异常淋巴细胞有致密的蓝色染色质和丰富淡染/透亮胞质，形成"荷包蛋"样外观

图3.78 毛细胞白血病，骨髓粗针活检。图中毛细胞白血病累及骨髓，表现为梭形细胞亚型。这种梭形细胞形态可能是由于淋巴细胞被严重的纤维化挤压扭曲所致

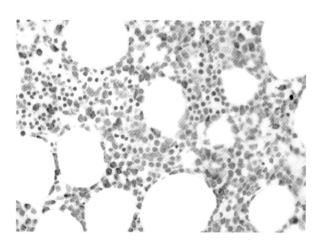

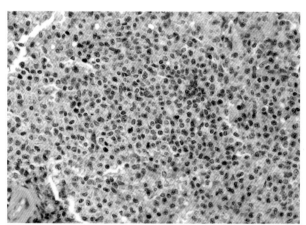

图3.79 毛细胞白血病，骨髓活检，TRAP染色（一种耐酒石酸磷酸酶的免疫组织化学染色）。毛细胞白血病中胞质呈颗粒状染色

图3.80 毛细胞白血病，cyclin D1染色。毛细胞白血病可部分表达cyclin D1，但比套细胞淋巴瘤常更加淡染且呈片状

3.8　变异型毛细胞白血病

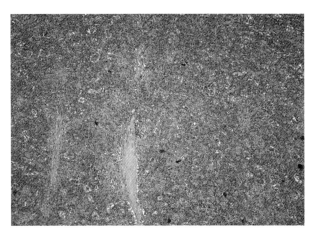

图3.81　变异型毛细胞白血病（HCL-V）。低倍镜下所示HCL-V。与典型的毛细胞白血病相反，HCL-V免疫表型不同于HCL（CD25、annexin A1或TRAP失表达）或单个细胞具有前淋巴细胞样表现

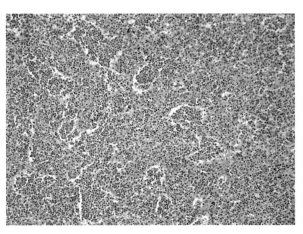

图3.82　变异型毛细胞白血病。图中显示弥漫性红髓累及是HCL-V的典型特征

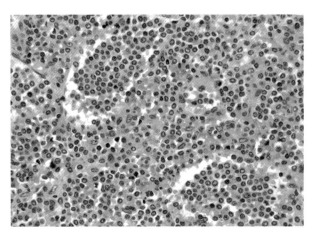

图3.83　变异型毛细胞白血病。外周血内核仁明显的特征在脾脏HCL-V内不总是见到

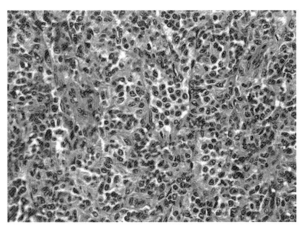

图3.84　变异型毛细胞白血病。图中淋巴细胞小至中等大小，核不规则。而典型病例中，肿瘤细胞胞质中等，粉染和颗粒状

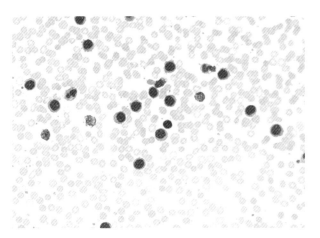

图3.85　变异型毛细胞白血病，外周血。HCL-V的细胞。图中可见小核仁。然而，HCL-V的诊断基于CD25染色缺乏和表达其他典型毛细胞白血病的其他标志物

3.9 脾脏弥漫性红髓小B细胞性淋巴瘤

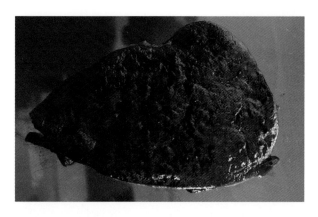

图 3.86 脾脏弥漫性红髓小B细胞性淋巴瘤。脾脏弥漫性红髓小B细胞性淋巴瘤的大体图片。本例淋巴瘤广泛累及红髓，形成肉眼上红色牛肉样外观。正常脾脏内可有少量小的苍白或褐色的斑点，或者没有（图片由美国波士顿的 A. Sohani 馈赠）

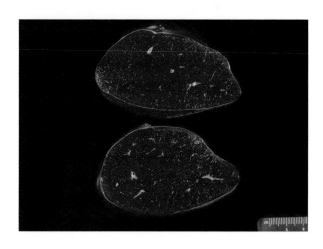

图 3.87 脾脏弥漫性红髓小B细胞性淋巴瘤。弥漫性红髓累及可见于化疗后增大的脾脏内。HCL-V内也可能见到相似的表现（图片由美国休斯顿的 W. Greaves 馈赠）

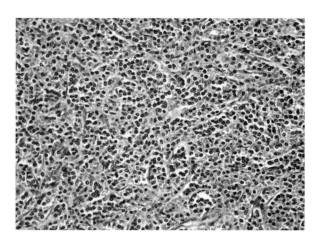

图 3.88 脾脏弥漫性红髓小B细胞性淋巴瘤。高倍镜下所示脾脏弥漫性红髓小B细胞性淋巴瘤。脾索和脾窦内可见肿瘤细胞，瘤细胞圆形到轻度不规则，胞质小至中等，粉染。

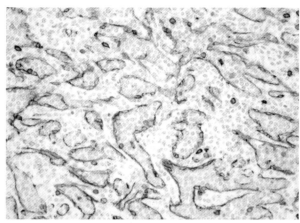

图 3.89 脾脏弥漫性红髓小B细胞性淋巴瘤，CD8染色。该染色突出显示了脾索的膨胀和脾窦内异常淋巴细胞的分布

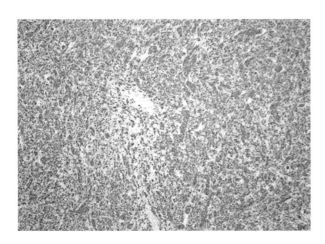

图3.90 脾脏弥漫性红髓小B细胞性淋巴瘤，CD20染色。B细胞弥漫性分布是该型淋巴瘤的特征

图3.91 脾脏弥漫性红髓小B细胞性淋巴瘤。低倍镜下所示脾脏弥漫性红髓小B细胞性淋巴瘤。白髓结构不明显。整个脾脏结构被增生的小淋巴细胞掩盖

3.10 前淋巴细胞性白血病

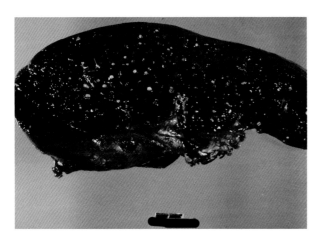

图3.92 B细胞前淋巴细胞性白血病。脾脏B细胞前淋巴细胞性白血病（B-PLL）的大体图片。脾脏因白髓结构明显增大而体积显著增大。B-PLL需要与脾脏其他B细胞性淋巴瘤区分，特别是伴有前淋巴细胞样特征的套细胞淋巴瘤区分（图片由美国亚特兰大的D. Farhi馈赠）

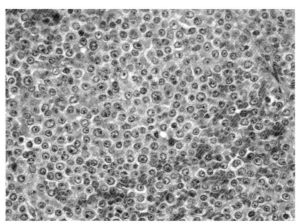

图3.93 B细胞前淋巴细胞性白血病。高倍镜下所示脾脏B细胞前淋巴细胞性白血病。虽病变通常累及红髓，但常导致脾脏正常结构消失。细胞体积大，核圆形，核仁明显，胞质小至中等，淡染

3.11 淋巴母细胞性白血病/淋巴瘤

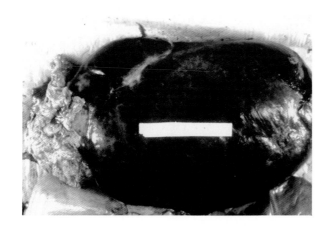

图3.94 淋巴母细胞性白血病/淋巴瘤。脾脏淋巴母细胞性白血病/淋巴瘤的大体图片。除了体积增大外，未切开的脾脏未见明显特异性改变。图中测量尺约7cm，提示脾脏明显增大

3.12 肝脾T细胞性淋巴瘤

图3.95 肝脾T细胞性淋巴瘤。低倍镜下所示肝脾T细胞性淋巴瘤累及脾脏。注意白髓结构不明显，红髓内淋巴样细胞明显增多。脾索和脾窦内可见大量异常的淋巴细胞

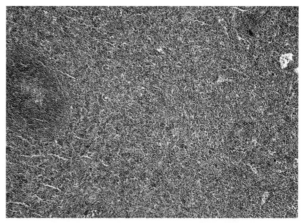

图3.96 肝脾T细胞性淋巴瘤。图中脾索和脾窦内的淋巴细胞小至中等大，核染色质浓缩，核圆形到轻度不规则，仅有少量胞质。注意脾窦内的大量淋巴细胞

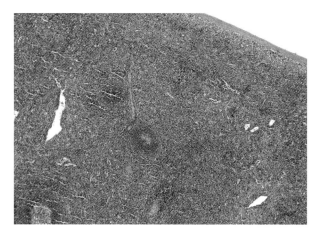

图3.97 肝脾T细胞性淋巴瘤。图中红髓结构因小淋巴细胞浸润而膨胀，白髓明显波及

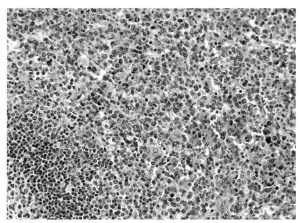

图3.98 肝脾T细胞性淋巴瘤。肝脾T细胞性淋巴瘤中，白髓结构可保留（左下方），红髓内异常淋巴细胞增多。淋巴细胞轻度多形性，细胞圆形到轻度不规则形，染色质成熟，胞质少

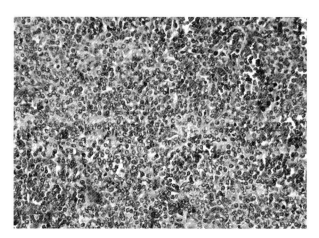

图3.99 肝脾T细胞性淋巴瘤。图中异常淋巴细胞中等大小，核圆形到卵圆形

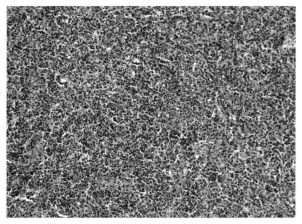

图3.100 肝脾T细胞性淋巴瘤。图中细胞中等至大，染色质空泡状。大多数肝脾T细胞性淋巴瘤表达 γ/δ T细胞受体

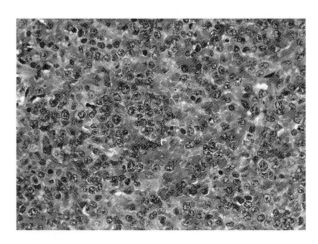

图3.101 肝脾T细胞性淋巴瘤。不是所有肝脾T细胞性淋巴瘤都是由小或中等大小的细胞组成的。图中淋巴细胞体积大，核不规则，偶见明显核仁

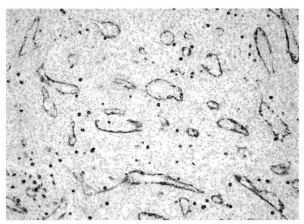

图3.102 肝脾T细胞性淋巴瘤，CD8染色。大多数肝脾T细胞性淋巴瘤不表达CD4和CD8。图中红髓因淋巴细胞而膨胀，但仅罕见残留的正常细胞毒性T细胞表达CD8。脾窦（因肿瘤细胞浸润而分散）也表达CD8

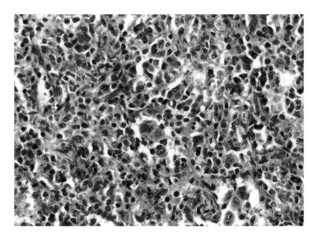

图3.103 肝脾T细胞性淋巴瘤，嗜血细胞增多症。图中显示主要为小淋巴细胞。另外，本例有嗜血细胞增多症（中央）。组织细胞吞噬细胞成分（常为红细胞）。嗜血细胞增多症可见于所有类型淋巴瘤，但在肝脾T细胞性淋巴瘤中较常见

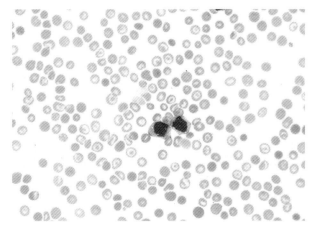

图3.104 肝脾T细胞性淋巴瘤，外周血。肝脾T细胞性淋巴瘤外周血涂片。异常淋巴细胞（中央）有中至大的核，核轮廓不规则，胞质中等

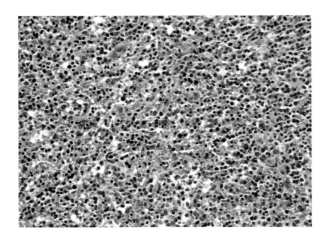 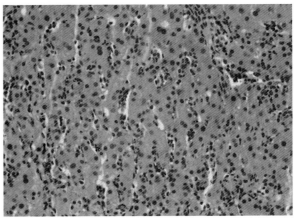

图 3.105 肝脾 T 细胞性淋巴瘤，骨髓。肝脾 T 细胞性淋巴瘤累及骨髓。异常淋巴细胞明显，体积较大，大于粒细胞和前体红细胞。有些肝脾 T 细胞淋巴瘤病例中，骨髓浸润可能轻微，仅在免疫组织化学染色中可见。肿瘤细胞常累及骨髓窦

图 3.106 肝脾 T 细胞性淋巴瘤，肝脏。肝脾 T 细胞性淋巴瘤累及肝脏的肝活检组织。异常淋巴细胞主要见于肝窦内（图片由美国休斯顿的 L. J. Medeiros 馈赠）

3.13 T 细胞大颗粒淋巴细胞性白血病

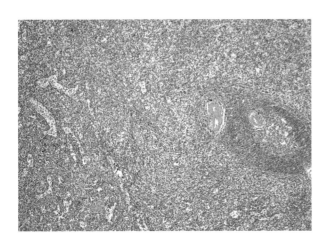 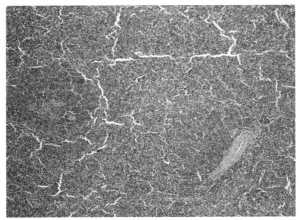

图 3.107 T 细胞大颗粒淋巴细胞性白血病。低倍镜下所示脾脏被 T 细胞大颗粒淋巴细胞性白血病累及。除了红髓内小的有核细胞（淋巴细胞）轻至中度增加外，没有明显异常。脾窦和白髓一样保持正常结构

图 3.108 T 细胞大颗粒淋巴细胞性白血病。低倍镜下所示另一例大颗粒淋巴细胞性白血病。图中红髓内可见明显的小淋巴细胞增加。T 细胞大颗粒淋巴细胞性白血病常通过外周血流式细胞仪识别。脾脏切除术罕见用于该病的诊断

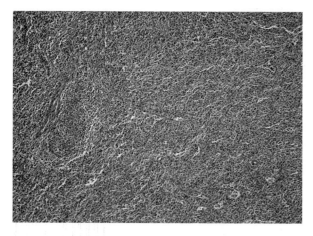

图 3.109 T细胞大颗粒淋巴细胞性白血病。图中红髓内有许多淋巴细胞，白髓边界模糊不清。在更为进展病例中，T细胞大颗粒淋巴细胞性白血病可累及脾脏PALS区

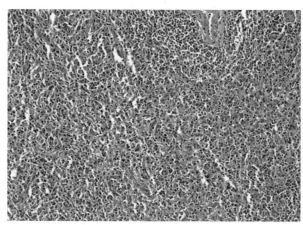

图 3.110 T细胞大颗粒淋巴细胞性白血病。T细胞大颗粒淋巴细胞性白血病的淋巴细胞在脾脏红髓内增多。图中红髓髓索和髓窦可见累及。T细胞大颗粒淋巴细胞性白血病的典型免疫表型是表达CD3（表面）、CD8（一种细胞毒性标记），以及CD57与CD16的异常表达。大多数病例也有CD5表达减少或失表达

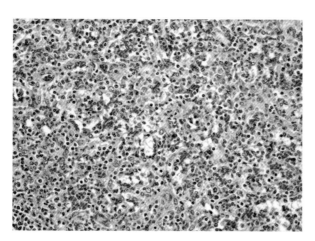

图 3.111 T细胞大颗粒淋巴细胞性白血病。高倍镜下所示T细胞大颗粒淋巴细胞性白血病可见于脾脏红髓。淋巴细胞大多数有小的细胞核，核轻度不规则。细胞有极少胞质或少量粉染胞质

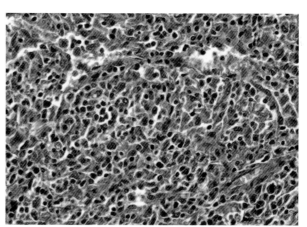

图 3.112 T细胞大颗粒淋巴细胞性白血病。高倍镜下所示另一例T细胞大颗粒淋巴细胞性白血病。图中异常淋巴细胞显示比之前描述的病例更具多形性

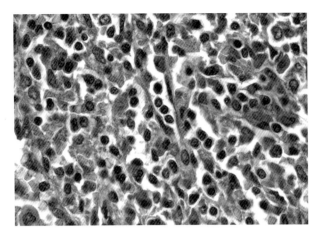

图 3.113 T细胞大颗粒淋巴细胞性白血病。高倍镜下所示另一例T细胞大颗粒淋巴细胞性白血病。图中可见粒细胞（中下），提示淋巴细胞大小异常（大多数体积小）

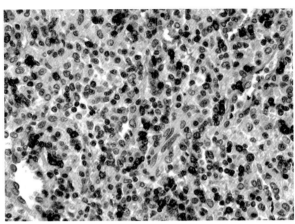

图 3.114 T细胞大颗粒淋巴细胞性白血病，CD8染色。T细胞大颗粒淋巴细胞性白血病采用CD8（一种细胞毒性T细胞标记）免疫染色，异常T细胞主要位于脾窦内，但也可见于脾索

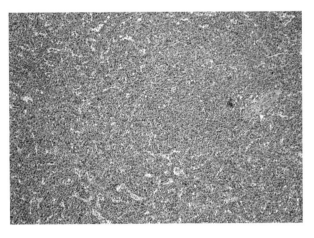

图 3.115 自然杀伤细胞（NK细胞）大颗粒淋巴细胞性白血病。低倍镜下所示NK细胞慢性白血病累及脾脏。在2008 WHO分类中称为慢性NK细胞淋巴增生性疾病

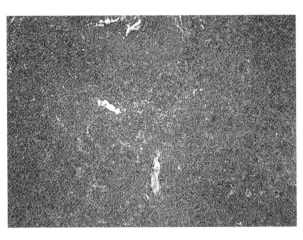

图 3.116 NK细胞大颗粒淋巴细胞性白血病。低倍镜下所示另一例脾脏慢性NK细胞白血病。本例形态学上与T细胞大颗粒淋巴细胞性白血病相同，但免疫表型不同。NK细胞缺乏表面CD3和一些其他全T细胞抗原表达。大多数病例中，它们将表达NK相关性标记物CD56，常表达CD57和CD16

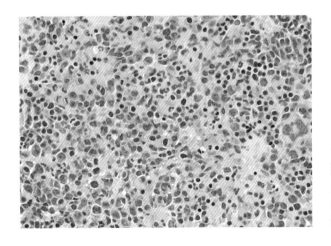

图 3.117 NK细胞大颗粒淋巴细胞性白血病。高倍镜下所示慢性NK细胞淋巴增生性疾病。形态学上，它与T细胞大颗粒淋巴细胞性白血病非常相似，红髓内可见小的淋巴细胞

3.14 其他 T 细胞性淋巴瘤

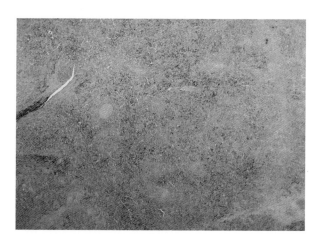

图 3.118 血管免疫母细胞性 T 细胞性淋巴瘤。低倍镜下所示血管免疫母细胞性 T 细胞性淋巴瘤累及脾脏。图中可见一些残存的滤泡。另外，PALS 区膨胀伴红髓和白髓之间的边界不清。红髓也显示被大量淋巴样细胞浸润

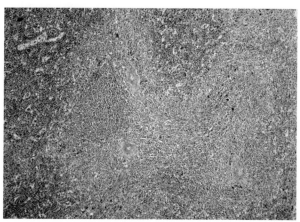

图 3.119 血管免疫母细胞性 T 细胞性淋巴瘤。图中红髓几乎未累及。然而，具有多形性表现的非典型淋巴样细胞累及 PALS 区导致其扩大，与白髓滤泡（初级滤泡）相比明显淡染

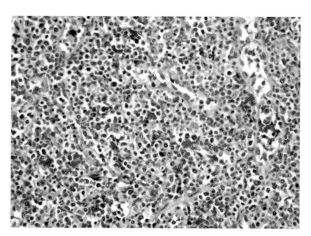

图 3.120 血管免疫母细胞性 T 细胞性淋巴瘤。脾脏内血管免疫母细胞性 T 细胞性淋巴瘤的多形性细胞特征。除了有许多淋巴细胞，还有浆细胞。许多病例中也可见到髓外造血

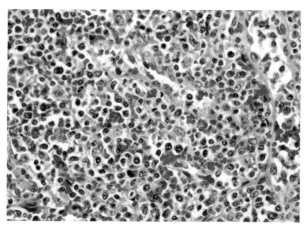

图 3.121 血管免疫母细胞性 T 细胞性淋巴瘤。高倍镜下所示脾脏血管免疫母细胞性 T 细胞性淋巴瘤。图中可见许多中至大的淋巴细胞。浆细胞也明显。最大的细胞（卵圆形核，染色质边集）是来自于脾索和（或）脾窦的间质成分

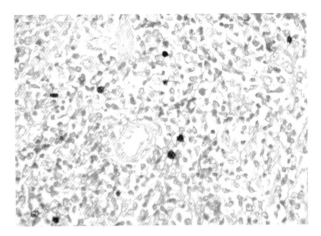

图 3.122 血管免疫母细胞性T细胞性淋巴瘤，EB病毒（EBV）原位杂交染色。散在的细胞典型EBV阳性，但这些不是该型淋巴瘤的特异性诊断，因为许多T细胞性淋巴瘤可有EBV阳性细胞

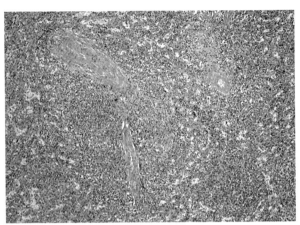

图 3.123 肠病型T细胞淋巴瘤。肠病型T细胞淋巴瘤最常见于小肠或其他肠道。尽管它有一些特征性改变可能支持脾脏内该疾病的诊断，但脾脏累及非常罕见，可能为弥漫性全身累及的一个部位。图中脾脏累及几乎局限于白髓的PALS区

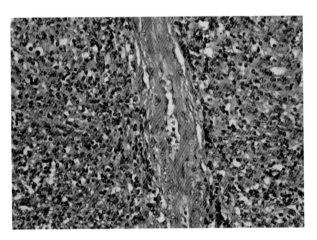

图 3.124 肠病型T细胞性淋巴瘤。高倍镜下所示脾脏肠病型T细胞淋巴瘤。异常淋巴细胞小至中等，细胞中等多形性，染色质粗糙

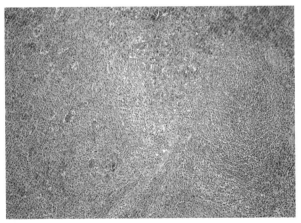

图 3.125 外周T细胞性淋巴瘤。低倍镜下所示外周T细胞性淋巴瘤累及脾脏。图中异常淋巴细胞位于脾脏红髓内，多见于脾索和脾窦内

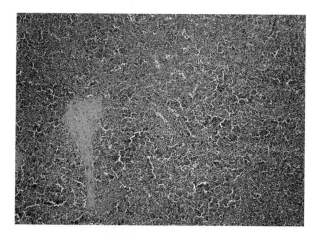

图3.126 外周T细胞性淋巴瘤。图中红髓和PALS区淋巴细胞（如淋巴瘤细胞）增多。红髓与白髓之间的边界因异常淋巴细胞浸润而不明显。当其他特殊类型T细胞性淋巴瘤不能应用于特殊病例时，可以诊断为外周T细胞性淋巴瘤

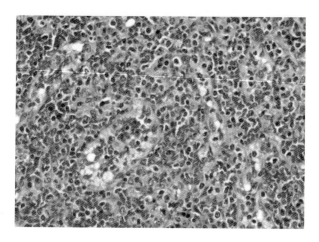

图3.127 外周T细胞性淋巴瘤。低倍镜下所示外周T细胞性淋巴瘤伴红髓累及。异常淋巴细胞位于脾索内，有些位于脾窦。它们小至中等大小，核不规则

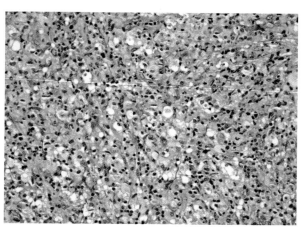

图3.128 外周T细胞性淋巴瘤。外周T细胞淋巴瘤高度多形性。异常淋巴细胞有多量透明或淡染的胞质。有些有大的霍奇金样细胞核

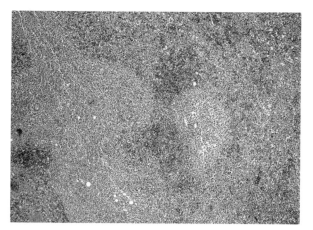

图3.129 蕈样霉菌病。低倍镜下所示蕈样霉菌病累及脾脏。虽然蕈样霉菌病为惰性T细胞性淋巴瘤，典型局限于皮肤，但在有些病例中，可有弥漫性全身累及。脾脏显示PALS区被异常淋巴细胞累及导致其明显膨胀

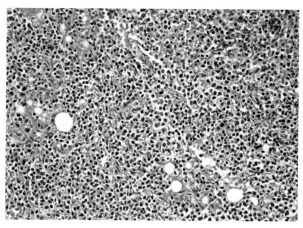

图3.130 蕈样霉菌病。高倍镜下所示蕈样霉菌病累及脾脏。异常淋巴细胞体积小，核轻度不规则，胞质少量。图中显示白髓区域（PALS区域）膨胀

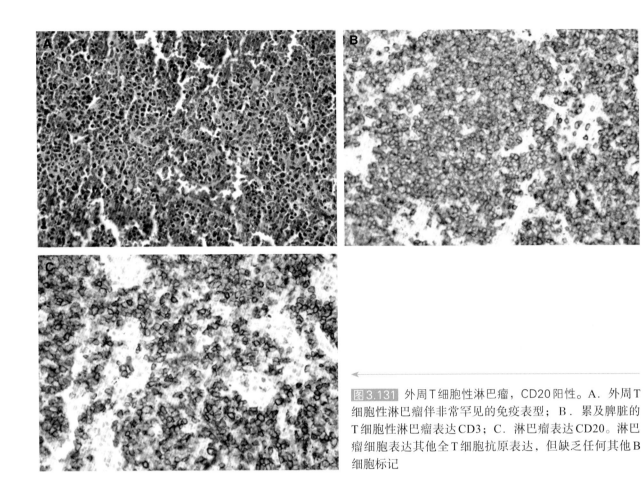

图 3.131 外周 T 细胞性淋巴瘤，CD20 阳性。A．外周 T 细胞性淋巴瘤伴非常罕见的免疫表型；B．累及脾脏的 T 细胞性淋巴瘤表达 CD3；C．淋巴瘤表达 CD20。淋巴瘤细胞表达其他全 T 细胞抗原表达，但缺乏任何其他 B 细胞标记

3.15 弥漫性大 B 细胞性淋巴瘤

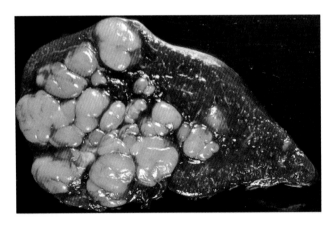

图 3.132 弥漫性大 B 细胞性淋巴瘤。脾脏弥漫性大 B 细胞性淋巴瘤（DLBCL）的大体图片。结节切面呈淡粉色，是各部位 DLBCL 的典型大体表现（图片由美国波士顿的 A. Sohani 馈赠）

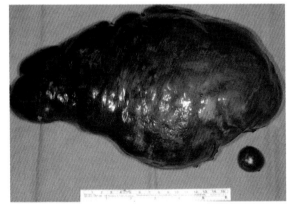

图 3.133 弥漫性大 B 细胞性淋巴瘤。被 DLBCL 广泛累及的未切开的脾脏和副脾。肿瘤呈异常白色，紧邻并牵拉被膜。有些区域被膜明显变薄。这种情况下，肿瘤可能伴有脾破裂（图片由美国休斯顿的 S. Konoplev 馈赠）

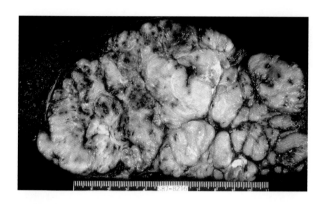

图3.134 弥漫性大B细胞性淋巴瘤。弥漫性大B细胞性淋巴瘤的大体图片。图中可见正常脾脏实质（左上方）被挤压。淋巴瘤呈黄色，伴有出血。可有大的巨结节。一些结节的中央区可见灶性坏死（图片由美国亚特兰大的D. Farhi馈赠）

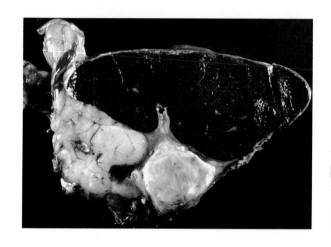

图3.135 弥漫性大B细胞性淋巴瘤。脾脏（上方）和弥漫性大B细胞性淋巴瘤伴脾门淋巴结广泛累及的大体图片。与正常脾脏实质的深红色比较，淋巴瘤表现为一致的肉粉色（图片由美国波士顿的A. Sohani馈赠）

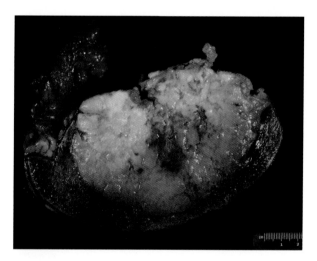

图3.136 弥漫性大B细胞性淋巴瘤。脾脏弥漫性大B细胞性淋巴瘤的大体图片。坏死导致在肉粉色的淋巴瘤内出现粉白色改变。未受累脾脏被挤压于病变周围（图片由美国休斯顿的W. Greaves馈赠）

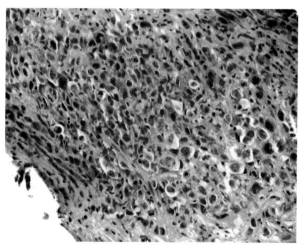

图3.137 弥漫性大B细胞性淋巴瘤。脾脏细针活检显示为弥漫性大B细胞性淋巴瘤。细针活检对许多脾脏病变常无诊断价值，但有些疾病如弥漫性大B细胞性淋巴瘤，细针活检有诊断价值

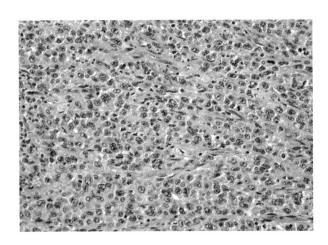

图 3.138 弥漫性大 B 细胞性淋巴瘤。形态学表现呈非特异性。图为结节性淋巴细胞为主型霍奇金淋巴瘤（NLPHL）的大细胞转化

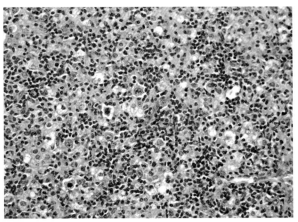

图 3.139 结节性淋巴细胞为主型霍奇金淋巴瘤：富含 T 细胞 / 组织细胞的大 B 细胞性淋巴瘤。此例患者有 NLPHL 病史，病变内可见散在、较大的异常淋巴细胞，可能是 NLPHL，但图中很难与富含 T 细胞 / 组织细胞的大 B 细胞性淋巴瘤区分

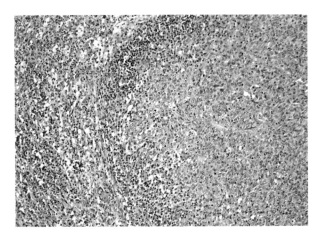

图 3.140 弥漫性大 B 细胞性淋巴瘤。弥漫性大 B 细胞性淋巴瘤结节性聚集邻近未受累的红髓。可见于脾脏内不同累及模式，包括结节性（如白髓）、红髓或弥漫性

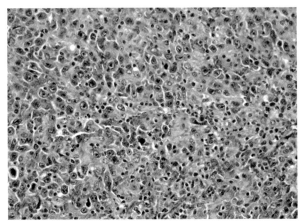

图 3.141 弥漫性大 B 细胞性淋巴瘤。高倍镜下所示脾脏弥漫性大 B 细胞性淋巴瘤。每个肿瘤细胞体积大，核不规则，染色质空泡状，核仁明显

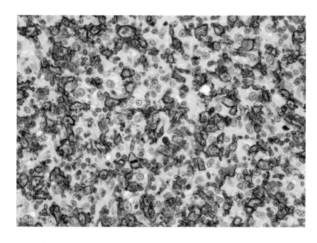

图 3.142 弥漫性大 B 细胞性淋巴瘤，CD20 染色。弥漫性大 B 细胞性淋巴瘤累及红髓的 CD20 染色。每个大的淋巴瘤细胞通过 CD20 染色被勾勒出来。这些淋巴瘤细胞位于脾索和脾窦内，其间散在许多小的淋巴细胞（可能为T 细胞）和巨噬细胞

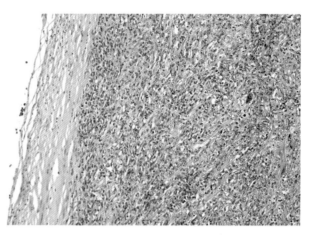

图 3.143 弥漫性大 B 细胞性淋巴瘤。紧邻脾脏被膜的弥漫性大 B 细胞性淋巴瘤。脾脏被膜未见淋巴瘤细胞浸润。如果肿瘤细胞浸润被膜可能导致被膜破裂

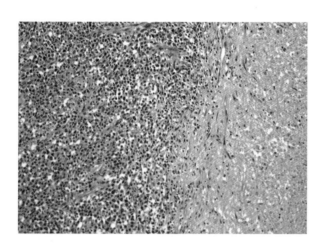

图 3.144 弥漫性大 B 细胞性淋巴瘤。弥漫性大 B 细胞性淋巴瘤（左侧）邻近凝固性坏死区（右侧）。淋巴瘤细胞弥漫性分布，坏死区显示细胞鬼影，这可能是由于缺乏血液供应而导致的坏死

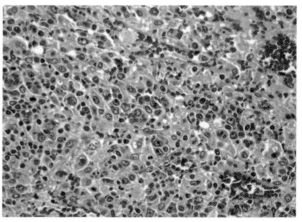

图 3.145 弥漫性大 B 细胞性淋巴瘤伴嗜血细胞增多症。虽然没有特异性改变，但图中也伴有局灶性嗜血细胞增多症。可见巨噬细胞吞噬红细胞和其他细胞成分

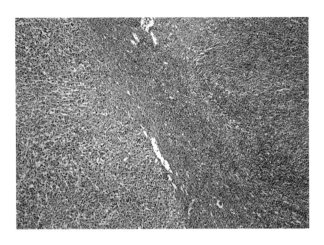

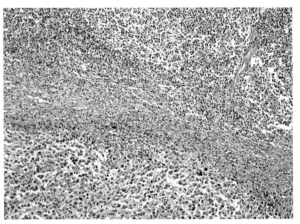

图3.146 滤泡性淋巴瘤和弥漫性大B细胞性淋巴瘤。组合性淋巴瘤由白髓的滤泡性淋巴瘤（右侧）和弥漫性大B细胞性淋巴瘤（左侧）组成。研究表明，同时发生的淋巴瘤可能具有低级别淋巴瘤（如滤泡性淋巴瘤）来源或为新发恶性肿瘤

图3.147 滤泡性淋巴瘤和弥漫性大B细胞性淋巴瘤。高倍镜下，突出显示弥漫性大B细胞性淋巴瘤（下方）和同时发生的滤泡性淋巴瘤（上方）

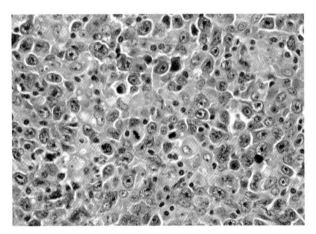

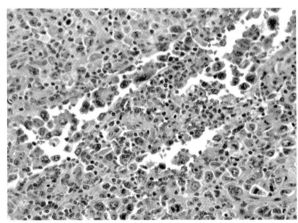

图3.148 弥漫性大B细胞性淋巴瘤。高倍镜下所示脾脏弥漫性大B细胞性淋巴瘤。图中容易见到核分裂象和凋亡小体

图3.149 血管内大B细胞性淋巴瘤。图中淋巴瘤累及脾脏，大的异常淋巴细胞优先位于脾窦内。可诊断为血管内大B细胞性淋巴瘤

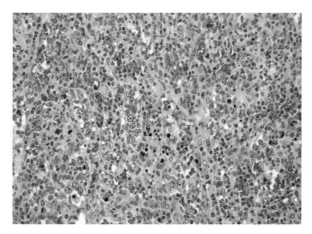

图 3.150 血管内大 B 细胞性淋巴瘤。另一例血管内大 B 细胞性淋巴瘤，大细胞大多位于脾窦内。图中可有一些局灶性红细胞髓外造血（小、深和圆形细胞核）

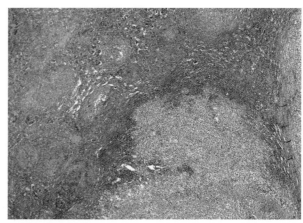

图 3.151 Richter 转化。低倍镜下所示组合性淋巴瘤。图片上部分可见由小的深蓝色淋巴细胞组成的白髓膨胀，红髓内也有小的深蓝色淋巴细胞增多的表现。这与图片右下方的结节或淡染细胞相反，为慢性淋巴细胞性白血病（上方）伴局灶性转化为弥漫性大 B 细胞性淋巴瘤，也称为 Richter 综合征

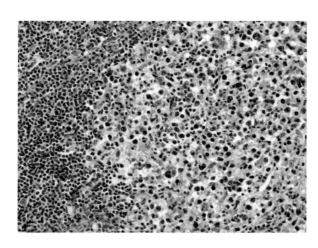

图 3.152 Richter 转化。高倍镜下所示脾脏 CLL（左侧）和 Richter 综合征（右侧）。Richter 转化传统上大多被认为是 CLL 向大 B 细胞性淋巴瘤转化

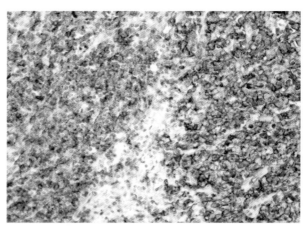

图 3.153 Richter 转化，CD20 染色。组合性 CLL 伴 Richter 综合征的 CD20 染色。注意 CLL（左侧）有弱的和不均匀的 CD20 染色（CLL 中常见改变），而大 B 细胞性转化（右侧）有强且均匀的 CD20 染色

3.16 霍奇金淋巴瘤

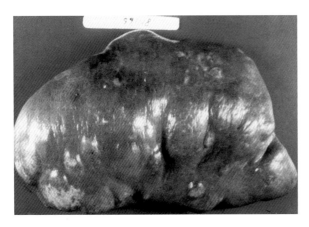

图 3.154 经典型霍奇金淋巴瘤（CHL）。霍奇金淋巴瘤广泛累及脾脏的未切开脾脏的肉眼观。注意脾脏内可见多个大小不一的结节。脾切除标本很少见到霍奇金淋巴瘤。过去脾切除术通常是由于疾病分期所需，然而，现在可通过影像学检查替代（图片由美国亚特兰大的 D. Farhi 馈赠）

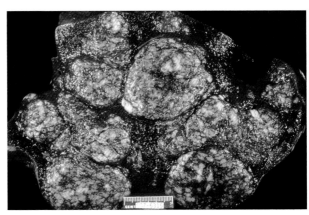

图 3.155 经典型霍奇金淋巴瘤。CHL 广泛累及脾脏的大体切面图片。虽然典型的表现为质实褐色结节，但也可表现为脾脏其他淋巴或非淋巴系统病变的大体改变（图片由美国亚特兰大的 D. Farhi 馈赠）

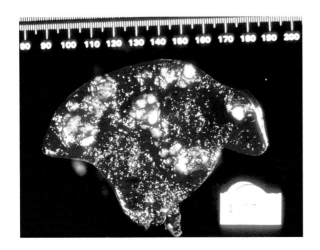

图 3.156 经典型霍奇金淋巴瘤。脾脏 CHL 更加典型的表现。图中脾脏大体切面图片显示脾脏内散在数个小的结节（直径 <1 ~ 2cm），每个结节均是霍奇金淋巴瘤所在。由于它们体积小，大体检查时推荐每隔 1 ~ 1.5cm 切开脾脏（图片由美国亚特兰大的 D. Farhi 馈赠）

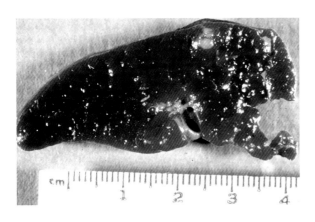

图 3.157 经典型霍奇金淋巴瘤。图中脾脏大体切面图片上仅可见 1 个霍奇金淋巴瘤结节存在（右上方）。累及的程度与前面几张图片显示可能差异很大（图片由美国亚特兰大的 D. Farhi 馈赠）

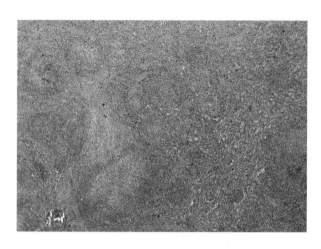

图3.158 经典型霍奇金淋巴瘤。低倍镜下所示CHL累及脾脏。红髓和白髓结构通常得以保存，然而邻近白髓区域可见一些少细胞、淡染区域。当有小的结节时，CHL最常见于白髓或血管附近

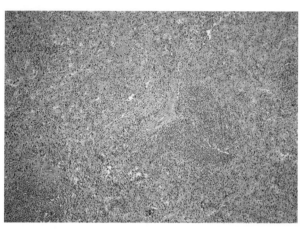

图3.159 经典型霍奇金淋巴瘤。中倍镜下所示脾脏CHL。图片中央有异常细胞，同时伴纤维化，组织细胞和嗜酸性粒细胞增多。在该背景下认真观察可见到霍奇金细胞或R-S细胞

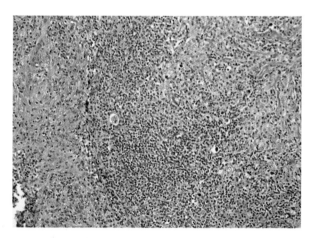

图3.160 经典型霍奇金淋巴瘤。图中可见1个霍奇金/R-S细胞（左侧中央）。该细胞体积大，在小细胞背景中非常明显。为了证实该诊断，该细胞应表现典型的免疫表型（CD15阳性、CD30阳性、PAX-5弱阳性、CD45阴性）

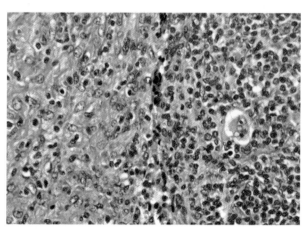

图3.161 经典型霍奇金淋巴瘤。高倍镜下所示同一个霍奇金/R-S细胞。注意明显的红色巨核仁，也注意纤维化和嗜酸性粒细胞增多（左侧）

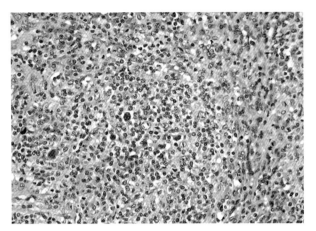

图3.162 经典型霍奇金淋巴瘤。图中可见几个霍奇金细胞，包括"木乃伊细胞"（细胞体积非常大，但细胞核深染和皱缩）

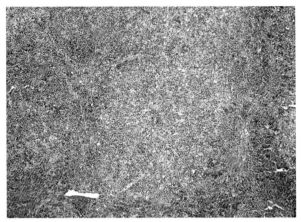

图3.163 结节性淋巴细胞为主型霍奇金淋巴瘤。NLPHL仅罕见累及脾脏。当其发生时，其形态学特征相当于CHL。受累区域细胞数量少，组织细胞和多形性细胞浸润，罕见大的异常细胞（LP细胞）。NLPHL与CHL的鉴别通常需要根据病史和免疫组化染色

（黄文斌　译，周晓军　审）

4

髓系和相关疾病

由于脾脏的微环境，其常有骨髓疾病的表现。特别是骨髓来源的髓系疾病在脾脏内表现明显。由于细胞因子，特别是粒细胞集落刺激因子（G-CSF）的作用，髓系成分增生的机制已得到阐明。该特征是脾脏其他髓系疾病包括急性髓系白血病（AML）的一个重要拟似病变。脾脏 AML 罕见，但可作为原发性疾病和慢性髓系疾病的转化而出现。脾脏改变最常见于慢性髓系疾病如慢性巨核细胞性白血病、原发性骨髓纤维化、真性红细胞增多症和慢性髓单核细胞性白血病。这些疾病在脾脏内可有一些少见和极少见的特征性改变。虽然较罕见，但骨髓异常增生综合征也可表现为脾脏病理方面的改变。系统性肥大细胞增多症常累及脾脏，其病理改变已有描述。组织细胞肉瘤是一种罕见的侵袭性疾病，其病理特征也有较好的描述。本章收录的图片包括大体和组织学图片，在适当情况下也提供了免疫组织化学染色图片。

4.1 髓外造血

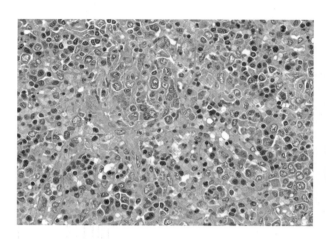

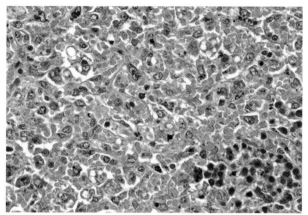

图 4.1 髓外造血。本例为自身免疫性溶血性贫血的病例，脾脏红髓内可见许多红细胞前体和不成熟的髓系成分，后者细胞核轻度不规则、染色质粗糙和胞质中等，粉红色颗粒状

图 4.2 髓外造血。脾脏内，患者进行了自体骨髓移植。整个脾脏红髓内可见不成熟的红细胞（右下方）和髓系成分。广泛的含铁血黄素沉着（棕色色素）可能是由于红细胞输血和过度崩解造成的

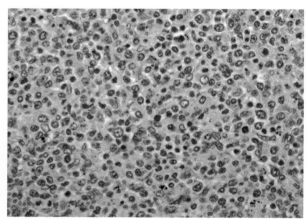

图 4.3 髓外造血，G-CSF 效应。低倍镜下所示 G-CSF 治疗患者脾脏。有些病例，进行 G-CSF 治疗可导致脾脏髓系细胞明显增生。罕见情况下，如本例，由于脾脏增大而导致急性脾破裂

图 4.4 髓外造血，G-CSF 效应。高倍镜下所示 G-CSF 治疗导致髓系细胞髓外增生。在病史不详的情况下，这种增生将难以与 AML/髓系肉瘤区分

4.2 髓系肉瘤/急性髓系白血病

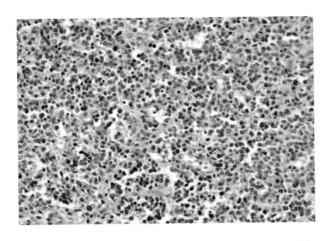

图 4.5 髓系肉瘤，氯醋酸酯酶染色。脾脏 Leder 染色 [氯醋酸酯酶（CAE）染色]，该病例为 AML，有些母细胞 CAE 染色阳性

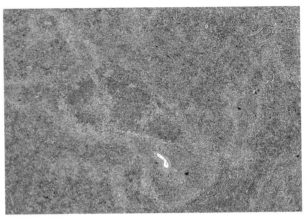

图 4.6 髓系肉瘤/急性髓系白血病。低倍镜下所示 AML 累及脾脏。注意虽然大多数累及区域位于红髓内，但白髓结构也表现异常

图 4.7 髓系肉瘤/急性髓系白血病。高倍镜显示脾脏红髓内不成熟髓系成分弥漫性增生。由于脾索和脾窦内都充满原始粒细胞导致脾索和脾窦难以区分。图中也可见到一些罕见的有核红细胞前体（核小，圆形，深蓝色）

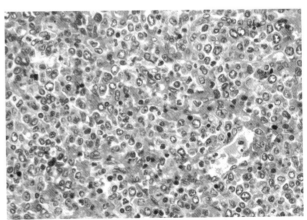

图 4.8 髓系肉瘤/急性髓系白血病。高倍镜下所示脾脏红髓内 AML 的原始粒细胞。没有合适的免疫表型或临床信息，这些细胞难以与其他恶性肿瘤包括淋巴瘤区分

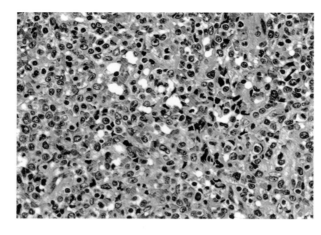

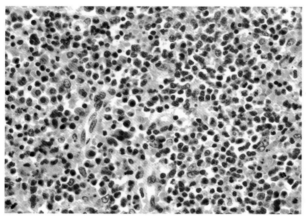

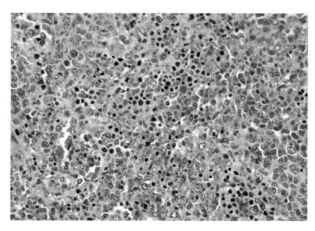

图4.9 髓系肉瘤/急性髓系白血病。脾脏AML伴明显嗜酸性粒细胞增多症。图中明显嗜酸性粒细胞增多，可能会诊断为AML伴16号染色体倒置［inv（16）］或可能诊断为慢性髓性白血病。图中母细胞相对较小

图4.10 髓系肉瘤/急性髓系白血病。本例为AML发生于脾脏内。这些母细胞有轻度不规则的核，胞质中等，粉红色颗粒状。这些改变虽然不特异，但它们可见于AML伴分化、急性前髓细胞性白血病或AML伴单核细胞分化中

图4.11 髓系肉瘤/急性髓系白血病。本例脾脏AML有BCR/ABL异位［t（9;22）］，也称为费城染色体（Ph⁺）。基于形态学，它几乎不可能与CML母细胞期的新发Ph⁺AML区分。然而，临床病史应有助于两者的鉴别

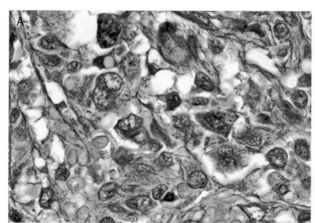

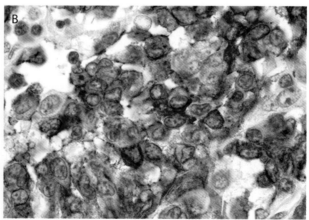

图4.12 肥大细胞白血病。高倍镜下所示白血病细胞在脾脏内（A）。肥大细胞白血病非常罕见，没有特异性特征可与AML区分。本例患者有系统性肥大细胞增多症病史，另外，这些细胞表达CD117（B）。本例患者白血病细胞有其他肥大细胞分化的证据

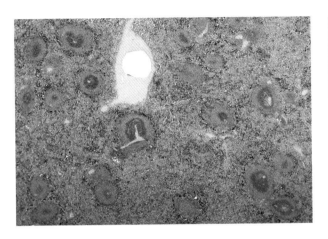

图 4.13 真红细胞白血病。低倍镜下所示真红细胞白血病累及脾脏。图中脾脏受累区域主要位于脾脏红髓，白髓结构保留。注意明显的白髓边缘区

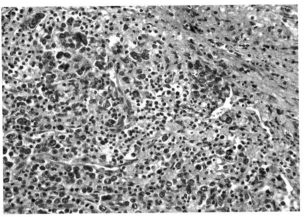

图 4.14 真红细胞白血病。低倍镜下所示脾脏真红细胞白血病。图中不成熟成分有双相表现。有些不成熟细胞有圆形的细胞核，染色质弥散，而其他细胞核小，染色质较浓缩。这可能为红细胞和髓细胞（如髓母细胞）分化

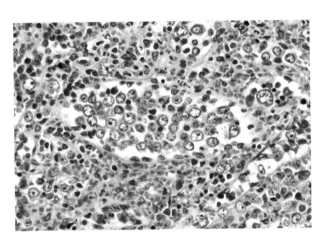

图 4.15 真红细胞白血病。高倍镜下所示脾脏真红细胞白血病。图中母细胞体积大，核圆形，染色质纤细边集，偶见明显核仁。肿瘤细胞易于向脾窦分布。需要指出的是，真红细胞白血病不能仅通过形态学与其他类型白血病鉴别。免疫表型在脾脏白血病亚型的诊断中具有重要意义

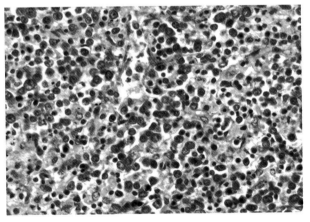

图 4.16 真红细胞白血病。另一例脾脏真红细胞白血病。图中成红血细胞大小似乎相对一致，核圆形，染色质和胞质呈深色

4.3 骨髓增生性肿瘤

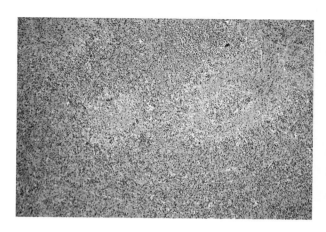

图4.17 慢性髓系白血病。低倍镜下所示脾脏CML。本例为CML加速期，可见淡染的不成熟的髓系成分群集和聚集

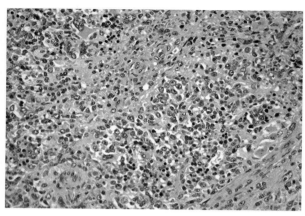

图4.18 慢性髓系白血病。中倍镜下所示CML加速期。注意病变主要为不成熟髓系成分，偶见前红细胞，罕见巨核细胞

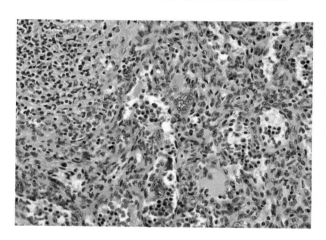

图4.19 慢性髓系白血病。高倍镜显示与CML相关的肿瘤性髓系增生。脾窦内为前红细胞（小而深染的细胞核），脾窦内及其邻近为大的非典型巨核细胞。CML脾脏内的骨髓成分常包括三系成分

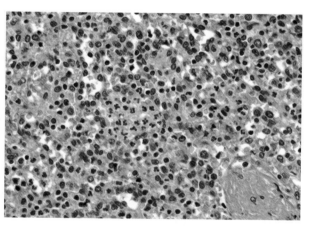

图4.20 慢性髓系白血病。图中红髓和血管周围髓系成分增多，包括成熟型（中性粒细胞聚集）和更加不成熟成分（圆形细胞核，颗粒状粉红色胞质）

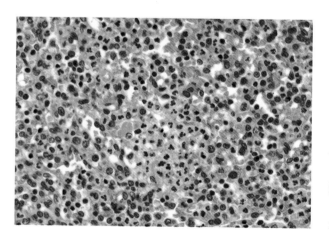

图4.21 慢性髓系白血病。图中可见散在的泡沫状巨噬细胞，这些是假Gaucher细胞；巨噬细胞集聚在髓系前体细胞崩解的坏死碎屑周围

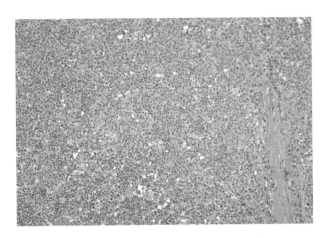

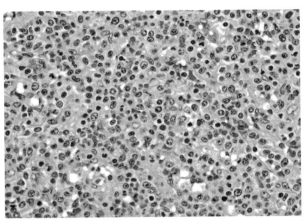

图 4.22 慢性髓系白血病,母细胞期。图中整个脾脏结构因单形性异常的原始粒细胞增生而消失。未见红细胞前体或巨核细胞

图 4.23 慢性髓系白血病,母细胞期。高倍镜下所示 CML 母细胞期累及脾脏。母细胞中等大小,染色质纤细,边集,胞质少至中等。可罕见成熟的粒细胞

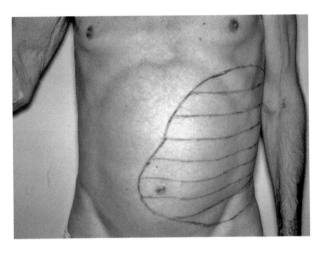

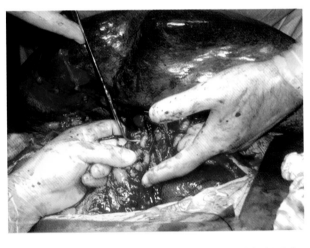

图 4.24 原发性骨髓纤维化。本例为原发性骨髓纤维化患者,脾脏巨大(患者腹部增大的脾脏用墨汁标记出来)(图片由美国洛杉矶的 L. Morgenstern 馈赠)

图 4.25 原发性骨髓纤维化。图 4.24 患者手术中图片。脾脏体积非常大(图片由美国洛杉矶的 L. Morgenstern 馈赠)

图 4.26 原发性骨髓纤维化。原发性骨髓纤维化是一种骨髓增生性肿瘤。低倍镜下所示脾脏原发性骨髓纤维化,白髓不明显,红髓明显膨胀

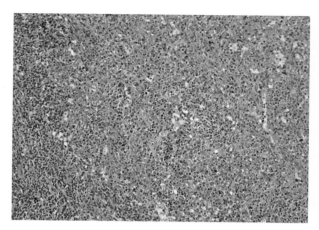

图 4.27 原发性骨髓纤维化。低倍镜下所示原发性骨髓纤维化。脾窦内可见小的深染细胞核。与其他病例一样，红髓明显膨胀

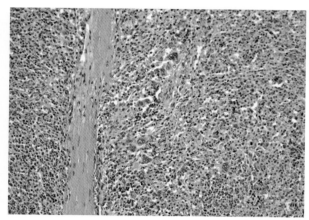

图 4.28 原发性骨髓纤维化。中倍镜下所示脾脏原发性骨髓纤维化。脾脏纤维性小梁存在，邻近红髓，细胞成分明显增多，其间可见许多巨核细胞和有核细胞，后者由红细胞前体和髓系前体细胞组成

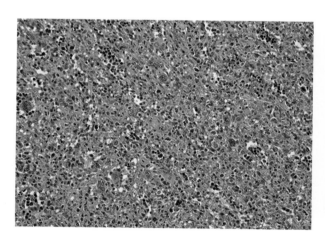

图 4.29 原发性骨髓纤维化。另一例脾脏原发性骨髓纤维化。图中显示散在的巨核细胞增多，部分聚集。红细胞前体可通过圆形的细胞核而识别，多呈深蓝色或紫色。髓系前体细胞有更加开放的染色质、不规则细胞核和一些粉红色胞质

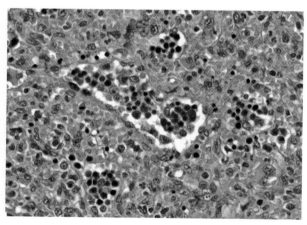

图 4.30 原发性骨髓纤维化。高倍镜下所示原发性骨髓纤维化。脾窦内可见大的红细胞前体聚集，脾索内也有不成熟的髓系成分

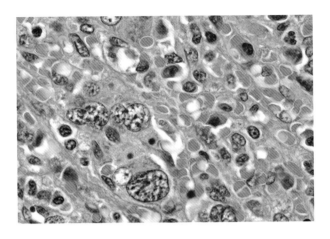

图 4.31 原发性骨髓纤维化。高倍镜下所示原发性骨髓纤维化突出显示群集的异常巨核细胞。原发性骨髓纤维化的典型肿瘤性髓系增生包括巨核细胞、髓系和红细胞系成分

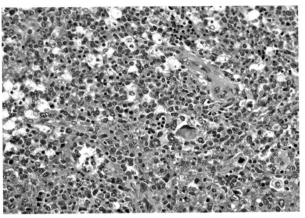

图 4.32 原发性骨髓纤维化。图中显示三系造血成分和许多泡沫细胞，它们与假 Gaucher 细胞一样，胞质内充满来自异常髓系成分崩解的细胞碎屑。在骨髓增生性肿瘤患者的脾脏内局灶性见到这种情况并不少见

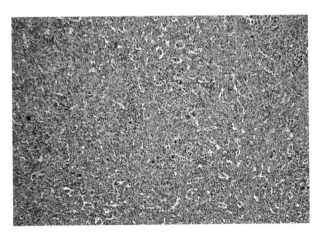

图 4.33 真性红细胞增多症。低倍镜下所示真性红细胞增多症的增大脾脏。白髓缺乏，红髓明显膨胀，甚至在低倍镜下，增多的红髓细胞（髓系和红细胞前体）和巨核细胞明显

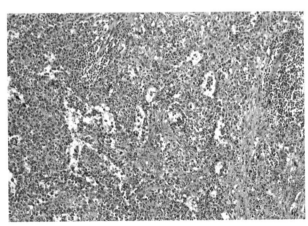

图 4.34 真性红细胞增多症。中倍镜下所示真性红细胞增多症。白髓结构（右侧）保留。脾索和脾窦内有许多细胞。可见一些髓系前体和较多红细胞前体

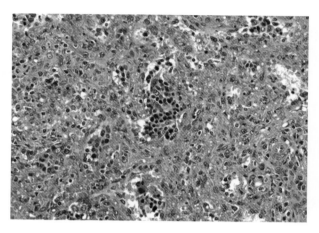

图 4.35 真性红细胞增多症。脾脏内肿瘤性髓系增生有髓系红细胞和巨核细胞成分组成。图中脾窦内可见明显的红细胞前体岛

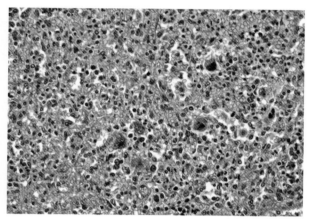

图 4.36 真性红细胞增多症。图中巨核细胞位于红髓内，它们位于脾窦和脾索内。巨核细胞核大，染色深

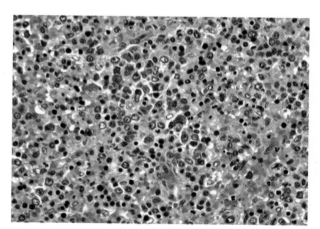

图 4.37 真性红细胞增多症。图中不成熟髓系前体聚集于红髓内。虽然为非特异性，但如果这些细胞表达CD34，则可能要考虑为母细胞转化

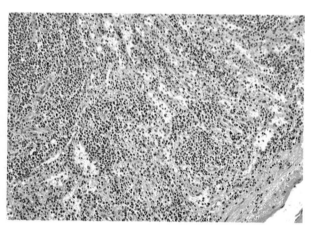

图 4.38 慢性嗜酸性粒细胞白血病（CEL）。CEL累及脾脏。中倍镜下，红髓似乎细胞成分增多。即使在该倍数下，仍可见砖红色/橙色的嗜酸性粒细胞

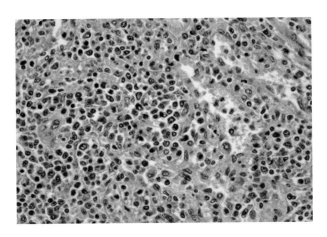

图 4.39 慢性嗜酸性粒细胞白血病。在高倍镜下，脾脏 CEL 可有嗜酸性粒细胞和一些其他不成熟的髓系成分增加。这些表现对 CEL 诊断不是完全特异性，因为嗜酸性粒细胞增加可见于慢性髓系白血病，也可见于反应性和感染性疾病

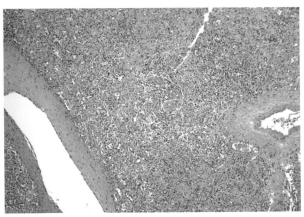

图 4.40 原发性血小板增多症。原发性血小板增多症中脾脏肿大非常罕见。图中显示白髓部分结构消失和一些肿瘤性髓系增生，包括一些巨核细胞

4.4 骨髓增生异常综合征和骨髓增生异常/骨髓增生性疾病

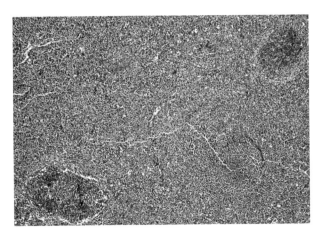

图 4.41 慢性髓单核细胞性白血病（CMML）。低倍镜下所示 CMML 累及脾脏。白髓因红髓广泛膨胀而消失。红髓细胞成分明显增多。图中这些增多的细胞是肿瘤性髓系成分

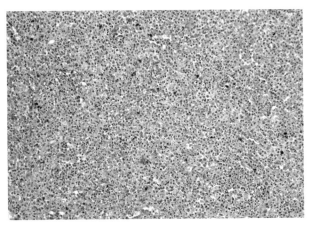

图 4.42 慢性髓单核细胞性白血病（CMML）。图中脾索和脾窦都充满着不成熟髓系成分，其间散在红细胞系成分。存在一些局灶性色素，这是固定导致的假象

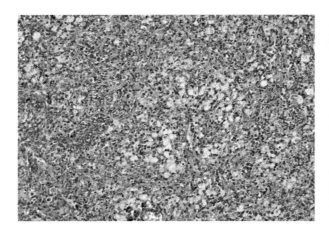

图4.43 慢性髓单核细胞性白血病（CMML）。中倍镜下，可见许多泡沫状巨噬细胞。正如在其他髓系疾病中一样，这些巨噬细胞具有假Gaucher表现

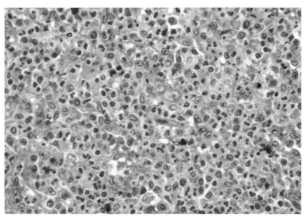

图4.44 慢性髓单核细胞性白血病。高倍镜下显示成熟和不成熟髓系成分混合。单核细胞难以与不成熟粒细胞区分。CMML中可有不同数量的单核细胞，但可以不是见到的主要成分

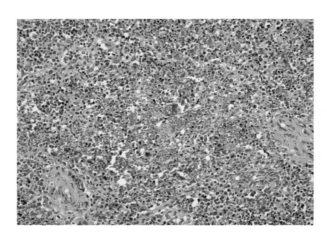

图4.45 骨髓增生异常综合征。在典型骨髓增生异常综合征病例中，脾脏累及罕见。本例伴大量母细胞的难治性贫血，红髓内可见大量肿瘤性髓系成分，它们为红细胞前体、不成熟髓系成分和异常增生表现的巨核细胞

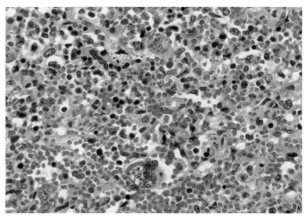

图4.46 骨髓增生异常综合征。高倍镜下显示脾脏骨髓增生异常综合征（MDS）的肿瘤性髓系增生中增大和异常增生的巨核细胞。特别的细胞特征不能将MDS累及脾脏与脾脏髓系肿瘤区别开来

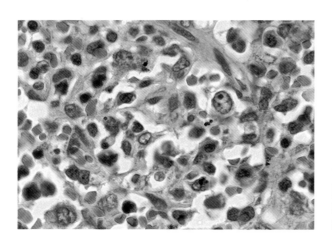

图4.47 骨髓增生异常综合征。不成熟髓系成分群集于脾脏红髓髓窦内。不成熟髓系细胞具有轻度不规则核，染色质边集，小或中等数量粉红色、有时颗粒状胞质

4.5 肥大细胞增多症

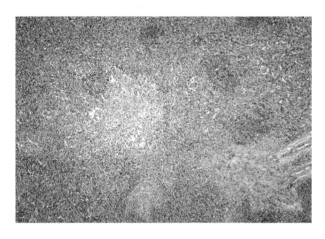

图 4.48 系统性肥大细胞增多症。低倍镜下所示脾脏系统性肥大细胞增多症。脾脏内异常肥大细胞典型地分布于血管周围。肥大细胞位于纤维化病变内，通常是少细胞伴混合细胞浸润

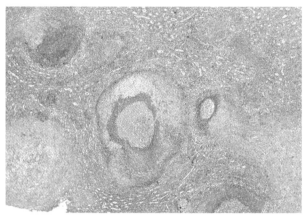

图 4.49 系统性肥大细胞增多症。偶见系统性肥大细胞增多症病例中的异常肥大细胞以滤泡旁区域分布，类似于边缘区增生。图中小的滤泡（右侧中间）有异常的肥大细胞增生，并与纤维化区域（右侧远处）相混杂

图 4.50 系统性肥大细胞增多症。当有较广泛的系统性肥大细胞增多症累及时，脾脏内有较大和较多融合的淡染和纤维化区域

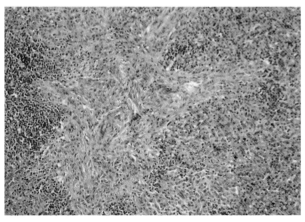

图 4.51 系统性肥大细胞增多症。中倍镜下，HE 染色的切片可能难以正确识别肥大细胞。单个肥大细胞不明显。肥大细胞呈梭形，核温和，类似于成纤维细胞

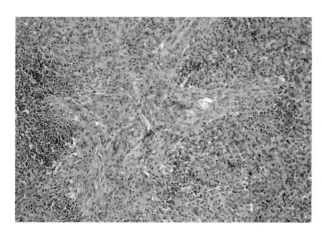

图 4.52 系统性肥大细胞增多症。高倍镜下所示系统性肥大细胞增多症的梭形细胞区域。大多数肥大细胞呈梭形，它们有纤细的颗粒状胞质。这些颗粒虽可通过吉姆萨染色显示出来，但由于异常肥大细胞可少颗粒，因而免疫组织化学染色更加准确

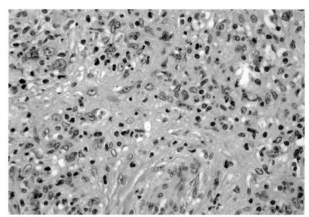

图 4.53 系统性肥大细胞增多症。高倍镜下所示系统性肥大细胞增多症。许多病例，与图中一样，可见到较多伴随的嗜酸性粒细胞浸润

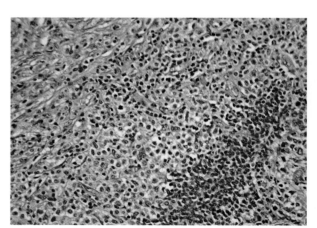

图 4.54 系统性肥大细胞增多症。虽然异常的肥大细胞通常为梭形，但如图中显示，在其他区域肥大细胞可呈圆形，胞质轻度增加和淡染。聚集的肥大细胞区与梭形细胞区（左侧）混杂在一起

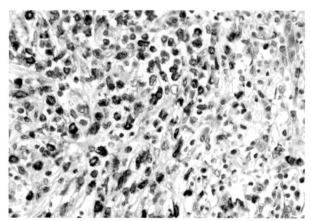

图 4.55 系统性肥大细胞增多症，胰蛋白酶染色。胰蛋白酶免疫组化染色是确定肥大细胞的一种非常特异的标记方法。然而，正常细胞和肿瘤性肥大细胞均可表达胰蛋白酶

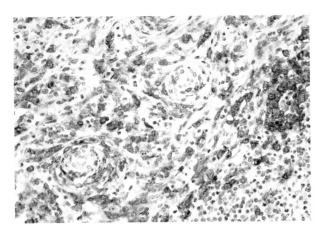

图 4.56 系统性肥大细胞增多症，CD117 染色。虽然肿瘤性和正常肥大细胞 CD117 表达均呈强阳性，但正常肥大细胞呈圆形，不群集在一起。图中肥大细胞明显增多，呈梭形，群集

图 4.57 系统性肥大细胞增多症，CD25 染色。与正常肥大细胞相反，系统性肥大细胞增多症中的肿瘤性肥大细胞常表达 CD25。图中肥大细胞 CD25 表达呈强阳性

4.6 组织细胞肉瘤

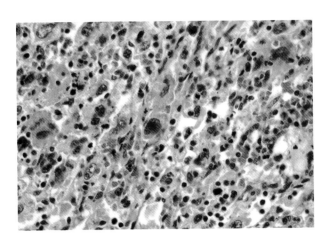

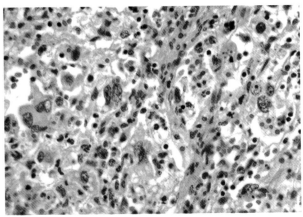

图 4.58 组织细胞肉瘤。组织细胞肉瘤是任何部位的一种罕见肿瘤，正如此例一样，它可能发生于脾脏。组织细胞的异常程度可提示其他非造血系统恶性肿瘤。本例中，异常组织细胞体积大，明显多形性，偶见多核细胞和异常深染的细胞核。图中有一些含铁血黄素沉积，可能是由于长期出血造成的

图 4.59 组织细胞肉瘤。另一例脾脏组织细胞肉瘤。典型的病变形成体积大的肿块，无特异性分布于红髓或白髓。图中显示高度多形性细胞，许多伴大量淡染或透明胞质

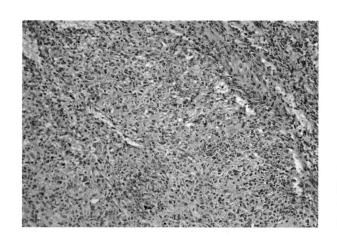

图 4.60 组织细胞肉瘤。图中有较实性区域，大多数为中至大细胞。图中其他淋巴造血系统肿瘤包括淋巴瘤必须要排除

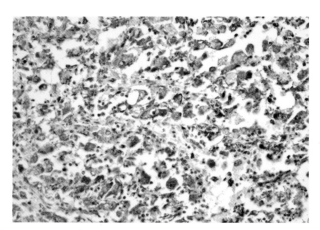

图 4.61 组织细胞肉瘤，CD68染色。虽然CD68在几乎所有组织细胞肉瘤中均呈阳性表达，但对该诊断并不是特异性的。通常采用组织细胞标记如CD68和CD163联合标记，同时缺乏其他肿瘤的标记才可证实该诊断

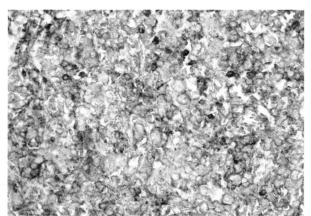

图 4.62 组织细胞肉瘤，CD33染色。组织细胞/巨噬细胞谱系细胞通常来自于骨髓髓系前体细胞。CD33在髓系谱系的细胞表达呈阳性，并且在组织细胞肉瘤的这些细胞中表达。相同的染色可见于其他髓系来源的肿瘤如髓系肉瘤

（黄文斌 译，周晓军 审）

5

脾脏非造血性病变（包括血管病变）

脾脏非造血性病变具有相当的挑战性，本章阐述了脾脏囊肿，包括感染性和非感染性囊肿；论述了血管瘤，一种以脾脏红髓成分增生为特征的良性病变，以及被称为脾脏错构瘤的髓血管内皮瘤；讨论了炎性假瘤（inflammation pseudotumor，IPT）和相关病变的疑难部分；介绍了包括"真正"的炎性假瘤（IPT），类似IPT的滤泡树突细胞肿瘤及炎性肌纤维母细胞肿瘤的特异性诊断。脾脏血管肿瘤在组织学和临床行为上具有一个广泛的谱系，包括硬化性血管瘤样结节性转化（SANT）、Littoral细胞血管瘤及血管肉瘤。本章最后，还讨论了一系列转移至脾脏的肿瘤。

5.1 囊肿

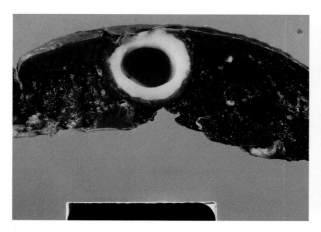

图5.1 囊肿。具有厚壁囊肿的脾脏大体切面。囊肿周围脾脏实质无明显改变，囊壁增厚纤维化，大体上内壁的性质不明确

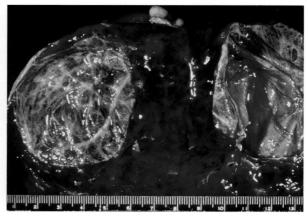

图5.2 囊肿。脾脏囊肿的大体图。内壁粗糙呈梁状，但囊壁相对光滑，内壁的显微镜观察有助于确定脾脏囊肿的类型（图片由美国亚特兰大的D. Farhi馈赠）

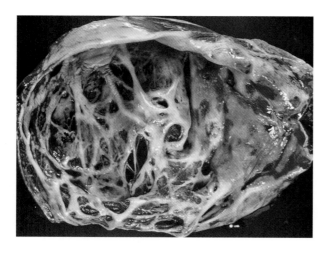

图5.3 囊肿。图中脾脏囊肿的内壁呈粗大的梁状，大体上不能分辨出为上皮、间皮或无内衬上皮（假性囊肿）（图片由美国缅因州Harpswell的R. Neiman博士馈赠）

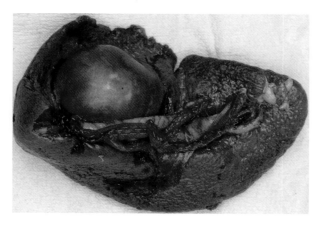

图5.4 囊肿。脾脏切除术的大体图片。近脾门处见一突向表面的囊肿（图片由美国约翰逊城的J. Sidhu馈赠）

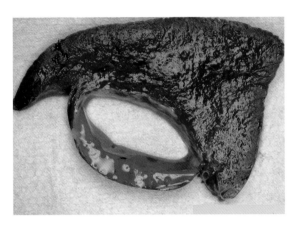

图5.5 囊肿。上图的切面显示为衬覆鳞状上皮的良性囊肿的内表面。囊肿内壁有光泽且光滑，囊壁呈胶样黄色，表明有巨噬细胞聚集（图片由美国约翰逊城的 J. Sidhu 馈赠）

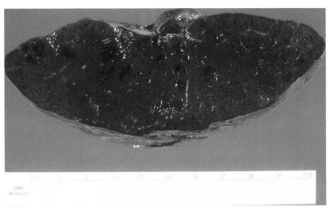

图5.6 出血灶。大体图片上见多个出血灶区，这些囊性、充满血液的囊腔可能为血管性肿瘤、多发性囊肿或各种其他类型的病变，需要显微镜检查确定病因（图片由美国波士顿的 M. Kamionek 馈赠）

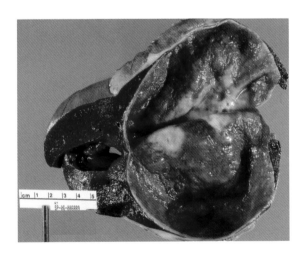

图5.7 上皮性囊肿。剖开的上皮性囊肿的大体图片。囊壁稍粗糙。囊肿大体上可以按照几种方式分类：真性囊肿和假性囊肿；感染性和非感染性；良性和肿瘤性。每种分类方法都有优点，但对所有病例，都应当评价囊壁和囊内容物（图片由美国长滩的 M. Drachenberg 馈赠）

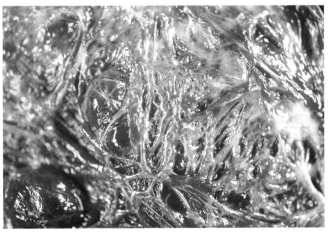

图5.8 上皮性囊肿。上皮性囊肿的囊壁呈粗大梁状，大体上内衬上皮不明显（图片由美国缅因州 Harpswell 的 R. Neiman 馈赠）

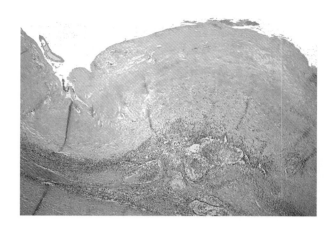

图 5.9 包虫囊肿。典型的感染性囊肿的囊肿壁无上皮衬覆，如图中的包虫囊肿，囊内壁（上方）由少细胞的纤维组织构成（图片由美国印第安纳波利斯的 T. Davis 馈赠）

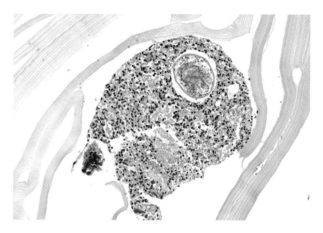

图 5.10 包虫囊肿，囊内容物。图中可见许多变性的细胞、淋巴细胞和包囊虫的成分（图片由美国印第安纳波利斯的 T. Davis 馈赠）

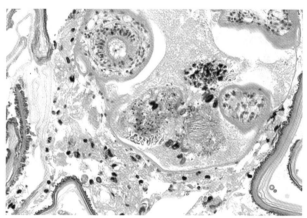

图 5.11 包虫囊肿。高倍镜下所示包虫囊肿的囊内容物。注意一些折光物质，它们是包虫口器的成分（图片由美国印第安纳波利斯的 T. Davis 馈赠）

5.2 错构瘤

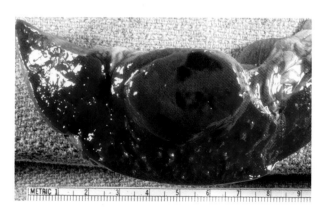

图 5.12 错构瘤。脾脏错构瘤的大体图片。与周围未受累的、呈深红色的脾脏相比，错构瘤的切面呈深棕红色（图片由美国洛杉矶的 L. Morgenstern 馈赠）

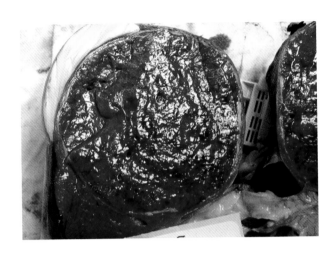

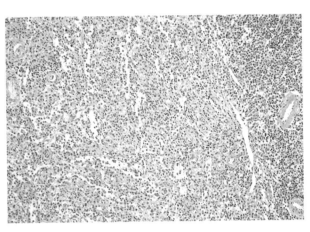

图 5.13 伴奇异间质细胞的错构瘤。伴奇异间质细胞的脾脏错构瘤的大体图（见下面的显微图）。肿瘤具有相对清楚的边界，挤压图片下方的正常脾脏。错构瘤通常切面膨隆。与正常红髓一样，典型的错构瘤呈深红色、牛肉样外观（图片由美国丹佛的 M. Argyres 馈赠）

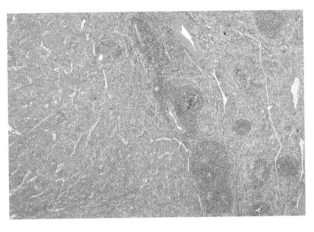

图 5.14 错构瘤。组织学上，脾脏错构瘤主要由脾脏红髓结构组成，无正常的白髓结构。图中与未受累的具有白髓小结的脾脏（右）之间有一个模糊的界限，脾脏错构瘤（左）由结构紊乱的红髓结构组成，髓窦开放

图 5.15 错构瘤。中倍镜下所示脾脏错构瘤。没有特异性指征条件下，脾脏错构瘤与正常红髓无法区别。表现为肿块和缺乏器官性的白髓结构是诊断的关键

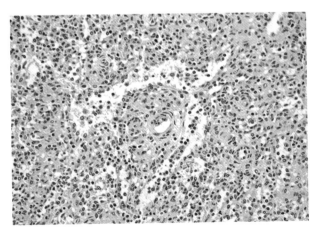

图 5.16 错构瘤。高倍镜下所示脾脏错构瘤，脾窦貌似正常，脾索内有组织细胞和淋巴细胞浸润，有些淋巴细胞位于脾窦内，以 T 细胞为主

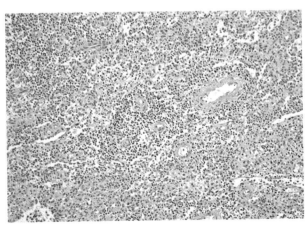

图 5.17 错构瘤。脾脏错构瘤中淋巴细胞虽然不具有正常的数量或分布，但图示并不是完全没有淋巴细胞。淋巴细胞典型地散在分布于红髓或动脉周围

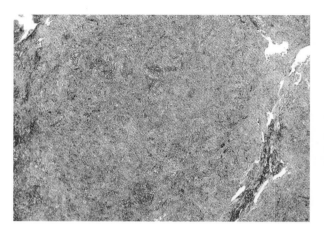

图5.18 错构瘤。另一例脾脏错构瘤，未见正常的白髓结构，鉴别诊断包括脾脏其他的血管病变，如血管瘤、硬化性血管瘤样结节性转化（SANT），以及Littoral细胞血管瘤，炎性假瘤和相关性病变在鉴别诊断中也可能要考虑

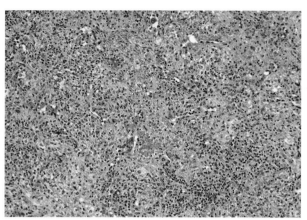

图5.19 错构瘤。脾脏错构瘤中髓外造血并不少见。图中可见一些红系和髓系的前体细胞，髓外造血的植入可能是错构瘤中"自由"的微环境所致的结果

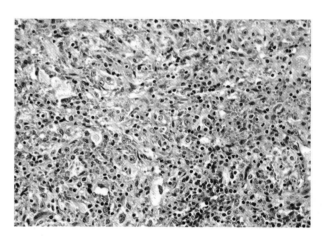

图5.20 错构瘤。图中错构瘤中一些间质细胞增大，双核，偶尔具有明显的核仁，在图片下方，这些改变可能相当显著

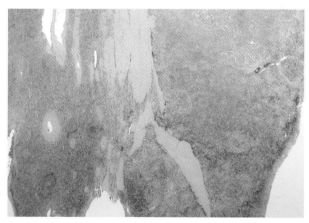

图5.21 伴有奇异间质细胞的错构瘤。伴有奇异间质细胞的错构瘤是脾脏错构瘤的一种少见亚型，大体上与脾脏错构瘤相似，与周围正常脾脏实质具有典型的境界不清的特征。图中可见纤维假包膜，左边为具有白髓的正常组织，右边为错构瘤（图片由美国丹佛的 M. Argyres 馈赠）

图 5.22 伴有奇异间质细胞的错构瘤。中倍镜下所示伴有奇异间质细胞的错构瘤。细胞较少，有一些境界不清的血管腔隙，间质成分增加（脾索成分）（图片由美国丹佛的 M. Argyres 馈赠）

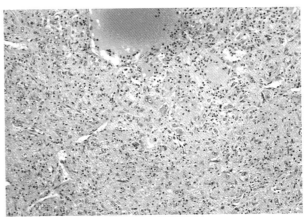

图 5.23 伴有奇异间质细胞的错构瘤。中高倍镜下，非典型的间质细胞可见于伴有奇异间质细胞的脾脏错构瘤中。这些非典型间质细胞体积大，多核，胞质较丰富，染色质边集，空泡状（图片由美国丹佛的 M. Argyres 馈赠）

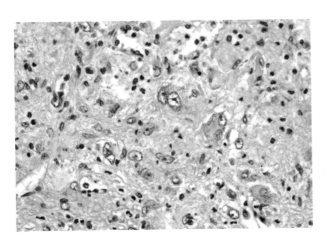

图 5.24 伴有奇异间质细胞的错构瘤。高倍镜下所示错构瘤中奇异间质细胞，这些细胞的改变被认为与 Schwannomas 中"返祖改变"（ancient changes）相当。这些大细胞虽然外观上像恶性，但为良性细胞。需要仔细观察这些细胞以排除肿瘤的可能，这种细胞缺乏核分裂象（图片由美国丹佛的 M. Argyres 馈赠）

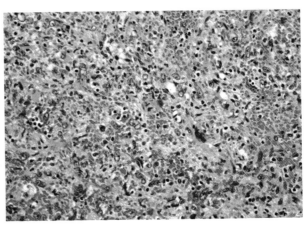

图 5.25 伴有奇异间质细胞的错构瘤。图示伴有奇异间质细胞的错构瘤区域，非典型细胞和血管腔结合在一起可导致血管性肿瘤如血管肉瘤的诊断。伴有奇异间质细胞的错构瘤可能是一个诊断陷阱（图片由美国丹佛的 M. Argyres 馈赠）

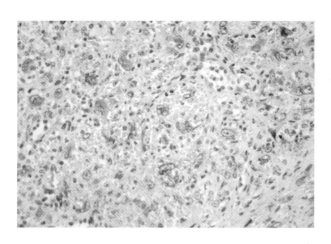

图5.26 伴有奇异间质细胞的错构瘤，Glypican 染色。伴有奇异间质细胞的错构瘤进行广泛免疫组化染色，将常发现这些大细胞大多不表达一组抗体（笔者经验）。尽管没有什么特异性，但此例 Glypican 呈阳性。角蛋白、S100、组织细胞标记（CD68，CD163）和肌源性标记均呈阴性（图片由美国丹佛的 M. Argyres 馈赠）

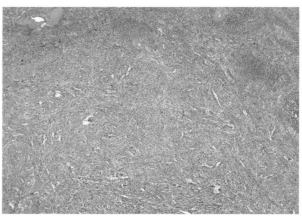

图5.27 肌样血管内皮瘤。肌样血管内皮瘤被认为是脾脏错构瘤的一种变异型。图中可见正常脾脏（右上）。与其他错构瘤一样，缺乏形成良好的白髓结构。然而与典型的错构瘤相反，肌样血管内皮瘤主要由梭形细胞组成

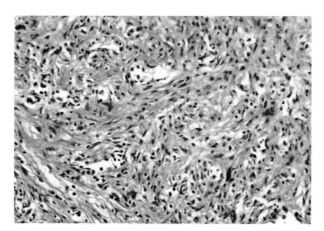

图5.28 肌样血管内皮瘤。高倍镜下所示肌样血管内皮瘤。大多数细胞呈梭形，其间一些散在分布的血管腔，这些细胞是肌纤维母细胞，具有温和的细胞学形态

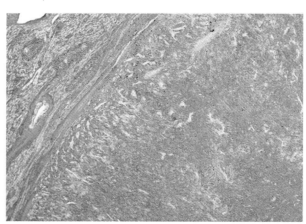

图5.29 肌样血管内皮瘤，SMA染色。肌样血管内皮瘤中肌纤维母细胞SMA染色呈强阳性

5.3 炎性假瘤

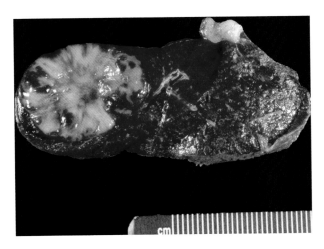

图5.30 炎性假瘤。脾脏炎性假瘤的大体图片。图中显示小的、黄褐色的纤维带从中央延伸，肿块部分压迫周围的脾脏实质，注意其大体表现无法与组织学相似于IPT的其他病变鉴别（图片由美国休斯顿的 C. Bueso–Ramos 馈赠）

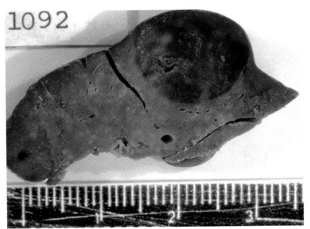

图5.31 炎性假瘤。脾脏炎性假瘤（IPT）固定后的切面大体图片。大体上 IPT（右上）具有相对清楚的边界，但组织学界限不清。大体表现有些斑驳色（图片由美国亚特兰大的 D. Farthi 馈赠）

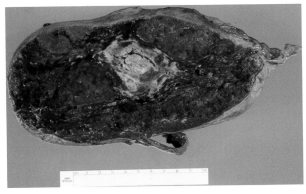

图5.32 炎性假瘤。图中具有明显的中央坏死和继发性脾破裂。坏死不是 IPT 的典型特征，但存在血管损伤时可以见到（图片由美国波士顿的 M. Kamionek 馈赠）

图5.33 炎性假瘤。低倍镜下所示 IPT。图中可见明显的少细胞和硬化，无包膜，但病变界限清楚

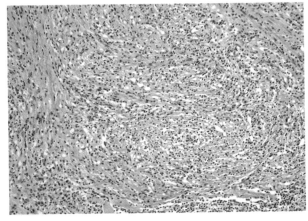

图5.34 炎性假瘤。高倍镜下所示 IPT。图中表现为硬化，小淋巴细胞、浆细胞及组织细胞浸润，梭形细胞是成纤维细胞和其他间质成分的混合

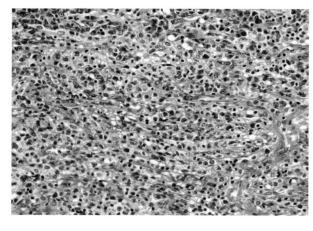

图 5.35 炎性假瘤。炎性假瘤（IPT）由梭形细胞和混合性炎症成分组成。IPT缺乏与其他相似病变如肌纤维母细胞肿瘤、滤泡树突细胞肿瘤，以及其他梭形细胞肿瘤区分的特异性特征

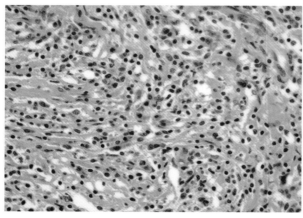

图 5.36 炎性假瘤。图中显示许多浆细胞，需要排除淋巴细胞和浆细胞性肿瘤，IPT可以伴有感染或病因不明确

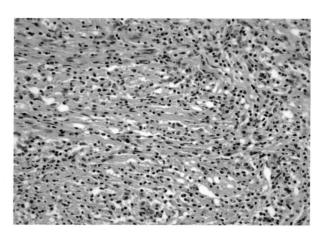

图 5.37 炎性假瘤。高倍镜下所示另一例IPT。温和的梭形细胞、浆细胞、小淋巴细胞及硬化是其典型表现

5.4 滤泡树突细胞肿瘤

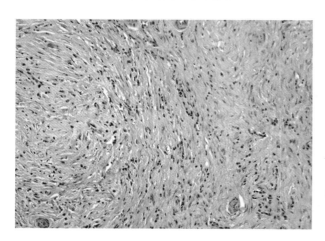

图 5.38 炎性假瘤样滤泡树突细胞肿瘤。低倍镜下，IPT样滤泡树突细胞肿瘤与IPT具有相似特征。该肿瘤有温和的梭形细胞，无包膜，混合性炎症细胞浸润和硬化

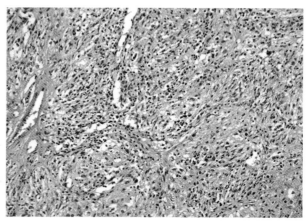

图 5.39 炎性假瘤样滤泡树突细胞肿瘤。有些IPT样滤泡树突细胞肿瘤有较少的梭形细胞和较多的炎症细胞。与IPT相反，梭形细胞成分是滤泡树突细胞，但必须用免疫组化进行识别

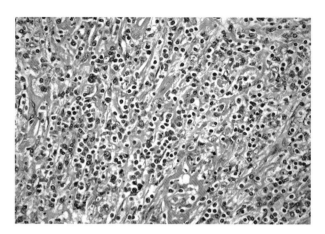

图 5.40 炎性假瘤样滤泡树突细胞肿瘤。高倍镜下，IPT样滤泡树突细胞肿瘤显示炎性细胞浸润的多形性特点，滤泡树突细胞是不明显的梭形细胞

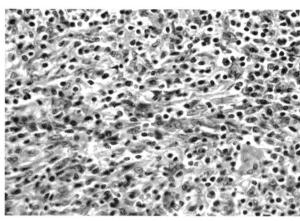

图 5.41 炎性假瘤样滤泡树突细胞肿瘤。高倍镜下，IPT样滤泡树突细胞肿瘤中有些滤泡树突细胞体积增大，核具有非典型性

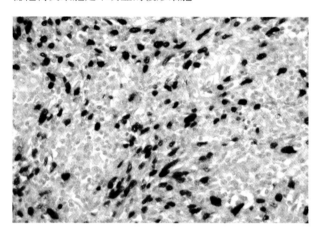

图 5.42 炎性假瘤样滤泡树突细胞肿瘤，EBV 原位杂交染色。图中显示许多 EBV 阳性的梭形细胞。几乎在所有病例中，滤泡树突细胞 EBV 原位杂交染色阳性，而且，滤泡树突细胞的标记，如 CD21、CD35、D2-40 及其他标记也可呈阳性

5.5 其他间叶肿瘤

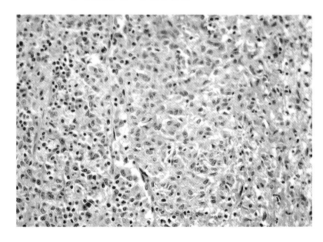

图 5.43 未确定的肿瘤。罕见的副脾或脾脏树突细胞肿瘤。未确定的细胞被疑为朗格汉斯细胞的前体细胞（图片由美国亚里索维耶荷的 R. Agrawal 馈赠）

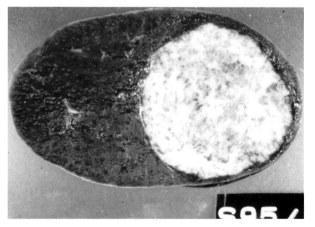

图 5.44 炎性肌纤维母细胞肿瘤。脾脏炎性肌纤维母细胞肿瘤的大体图片。与邻近正常脾脏比较，肿瘤呈实性白褐色，有些区域颜色轻微不同（可能是出血的区域）。尽管大体界限清楚，但组织学上无真正的包膜（图片由美国亚特兰大的 D. Farhi 馈赠）

5.6 脾脏动脉瘤

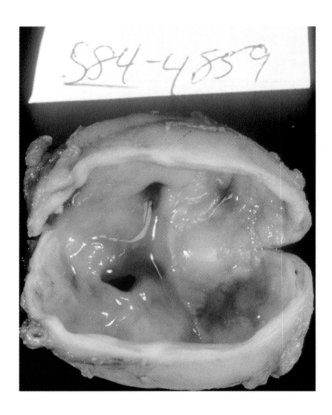

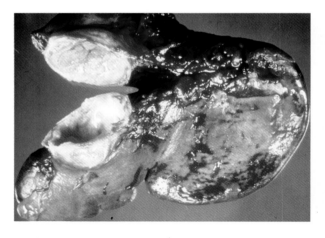

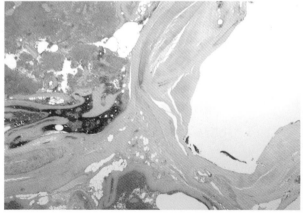

图 5.45 脾脏动脉瘤。破裂脾脏动脉瘤（SAA）的大体图片。图中动脉瘤腔被切开，显示瘤腔的内部。脾脏动脉瘤非常罕见，较常见于女性（图片由美国亚特兰大的 D. Farhi 馈赠）

图 5.46 脾脏动脉瘤。已切开的脾脏动脉瘤的大体图片。SAA 较常见于女性，破裂更多见于妊娠，可能与妊娠时激素改变引起的动脉中层变薄有关（图片由美国亚特兰大的 D. Farhi 馈赠）

图 5.47 脾脏动脉瘤。脾脏动脉瘤的镜下图片。正常的脾脏实质位于左上方，可见膨胀和变薄的动脉壁，弹性染色可显示动脉内规则性弹性纤维变薄和破坏

5.7 良性血管病变

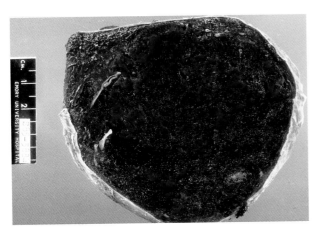

图 5.48 紫癜。脾脏紫癜的大体图片。虽然在病变边缘有一些正常脾实质，但大多数组织呈黑色、紫色和充血表现。红髓的海绵状外观因大量腔隙充满血液而更加明显。紫癜最常见于肝脏，其次为肝脏和脾脏同时发生，孤立性脾脏紫癜也有报道，但确切的病因不清楚，推测紫癜的发病机制是一种血管畸形，局部血管压力改变使病变明显（图片由美国亚特兰大的 D. Farhi 馈赠）

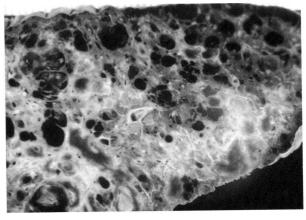

图 5.49 紫癜。另一例紫癜的大体图片。脾脏实质被融合的（空的）囊腔取代，形成瑞士奶酪样外观（图片来自 O'Malley, et al [1]；经授权）

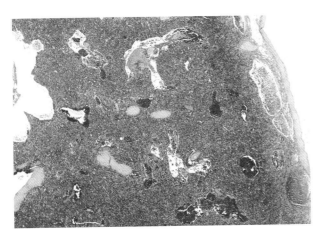

图 5.50 紫癜。脾脏紫癜低倍镜下组织学图片。图中可见许多扩张、囊性、充满血液的腔隙（图片由美国亚里索维耶荷的 L. Weiss 馈赠）

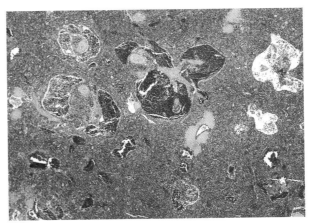

图 5.51 紫癜。高倍镜下所示充满血液的腔隙内衬细胞温和，可能是正常脾窦的扩张（图片由美国亚里索维耶荷的 L. Weiss 馈赠）

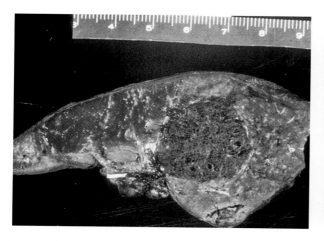

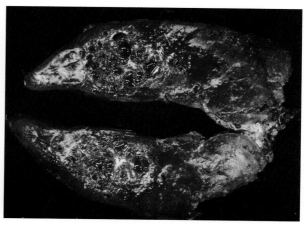

图 5.52　血管瘤。脾脏血管瘤的大体图片。图中，血管瘤是一个界限清楚的结节状病变，位于脾脏的中心部位，标本的左边没有固定，右边部分固定。血管瘤呈海绵状、红棕色的外观，可见一些充满血液的囊腔（图片由美国亚特兰大的 D. Farhi 馈赠）

图 5.53　血管瘤。另一例脾脏血管瘤的大体图片。根据一些腔隙的大小，本例至少部分为海绵状血管瘤。血管瘤可为单个或多发肿块，可有不规则的边界，它们通常没有典型的被膜，与邻近正常脾脏逐渐相互融合（图片由美国亚特兰大的 D. Farhi 馈赠）

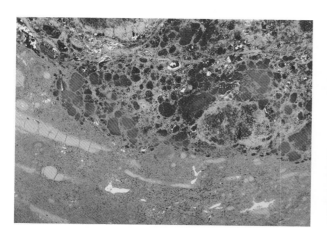

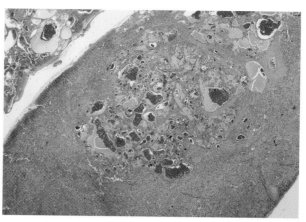

图 5.54　血管瘤。低倍镜下所示脾脏血管瘤。在放射学检查时，血管病变常被偶然发现

图 5.55　血管瘤。脾脏血管瘤常随机分布在脾脏，尽管常见于红髓，但也可包绕或延伸入白髓区域

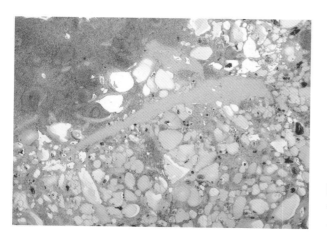

← 图 5.56　血管瘤，海绵状型。虽然这种区分有些主观，但相对于毛细血管瘤，典型的海绵状血管瘤具有较大的毛细血管腔

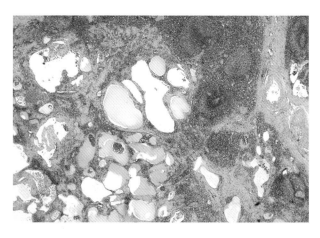

图 5.57 血管瘤，海绵状型。低倍镜下所示另一例脾脏海绵状血管瘤。血管瘤无包膜，与周围的脾脏实质融合（上）

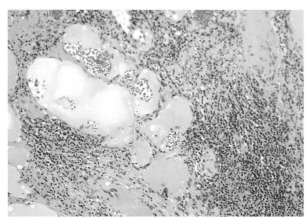

图 5.58 血管瘤，海绵状型。高倍镜下所示脾脏血管瘤血管腔，内皮细胞扁平，细胞核温和

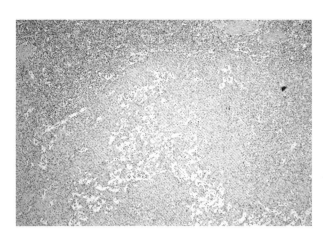

图 5.59 血管瘤，毛细血管型。低倍镜下所示毛细血管瘤，血管腔非常小，不扩张

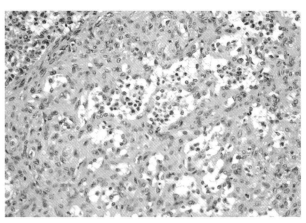

图 5.60 血管瘤，毛细血管型。高倍镜下所示毛细血管瘤，内皮细胞形态温和，血管腔小，相互连接

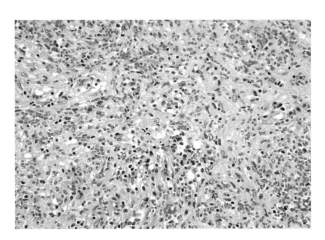

← 图 5.61 血管瘤。另一例毛细血管瘤。图中血管腔呈轻度的梭形，鉴别诊断中可能会考虑到卡波西肉瘤

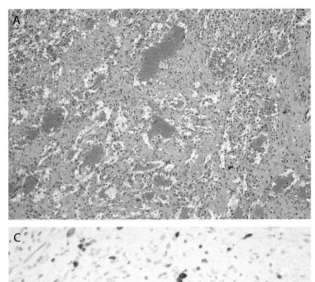

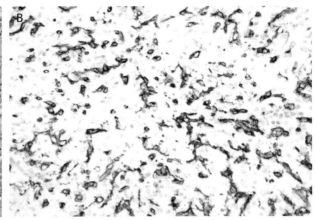

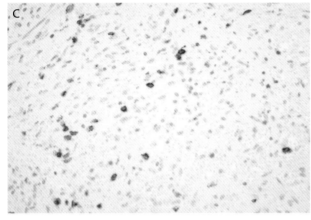

图 5.62 血管瘤，HE 染色，CD34 和 CD8 染色。图 A 显示血管腔中等大小，CD34 染色阳性（B）证实了细胞的血管特征，与衬覆于红髓的窦内皮细胞相反，血管瘤中的血管 CD8 呈阴性（C），仅有该区域内的细胞毒性 T 细胞 CD8 呈阳性

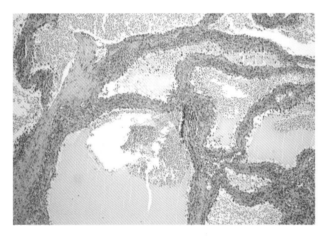

图 5.63 动静脉畸形或血管瘤。图中可见口径非常大的异常血管，海绵状血管瘤和动静脉畸形的区别比较困难

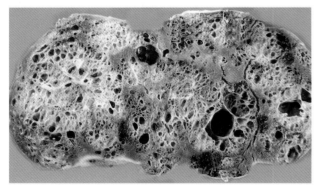

图 5.64 淋巴管瘤病。被淋巴管瘤病广泛累及的脾脏切面。图中可见大量囊壁光滑的囊腔，囊内液体通常为透明液体，但也可见到棕色或明显血性液体（图片来自 O'Malley，et al[1]；经授权）

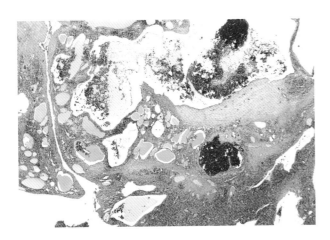

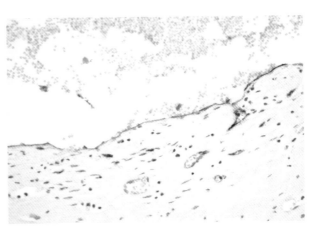

← 图 5.65 淋巴管瘤。低倍镜下所示脾脏淋巴管瘤。注意大的开放性囊腔内充满蛋白性液体

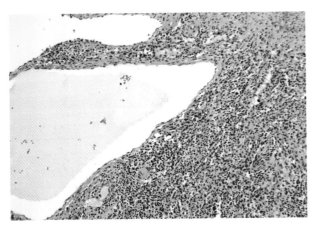

图 5.66 淋巴管瘤。高倍镜下所示淋巴管瘤。图中显示囊腔内衬温和内皮或淋巴管内皮，该病变与正常脾实质紧密混合，无明确的界限或包膜

图 5.67 淋巴管瘤，D2-40 染色。D2-40 是一种淋巴管内皮的标志物，免疫组化染色显示脾脏淋巴管瘤的内衬细胞

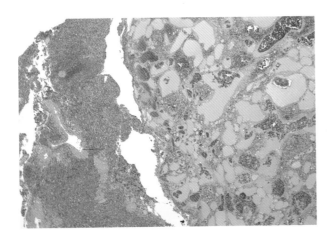

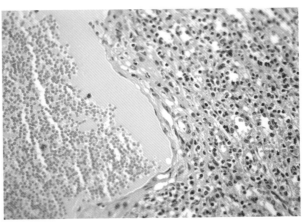

图 5.68 淋巴管瘤。低倍镜下所示淋巴管瘤。区别淋巴管瘤和血管瘤可能困难。在多数情况下没有意义，但如果必要，可以染色淋巴管相关的抗原如 D2-40，有助于对两者的区分

图 5.69 淋巴管瘤病。高倍镜下所示淋巴管瘤病囊腔内衬细胞。内皮细胞平坦，细胞核温和。虽然液体可呈血性，但常为少细胞的透亮而薄液体（见于囊腔的边缘）

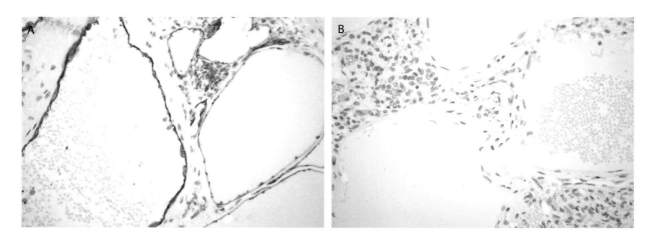

图 5.70 淋巴管瘤病，CD31 染色和 pCK 染色。CD31 免疫组化染色（A）证实本例淋巴管囊腔内衬的细胞为内皮细胞；pCK 染色（B）阴性排除具有相似组织学改变的间皮囊肿

5.8 Littoral 细胞血管瘤

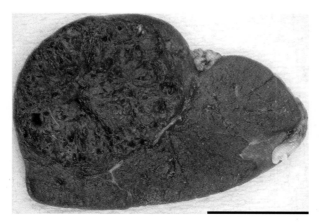

图 5.71 Littoral 细胞血管瘤（Littoral cell angioma, LCA）。LCA 的大体图片（福尔马林固定后）。图中可见肿瘤具有清楚的边界，但真正的包膜不明显，肿瘤呈梁状外观，可见充满血液的空腔（图片由美国约翰逊城的 J. Sidhu 馈赠）

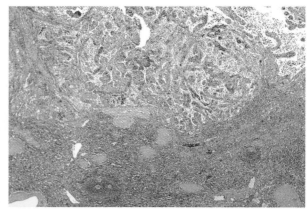

图 5.72 Littoral 细胞血管瘤。LCA 是一种良性的血管性肿瘤，特异性发生于脾组织，被认为源于脾窦内衬细胞的肿瘤性转化（如 Littoral 细胞）。LCA 没有包膜，和未累及的脾实质间有一个推挤性的边界（下方）（图片由英国伦敦的 C. Fisher 馈赠）

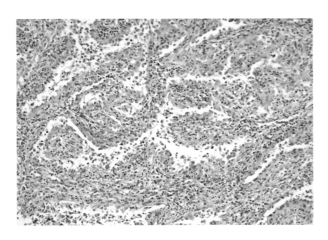

图 5.73 Littoral 细胞血管瘤。中倍镜下所示 LCA。具有血管特征（多数没有红细胞），内衬细胞常肿胀，具有"墓碑样"外观，衬覆的腔隙之间为巨噬细胞和间质成分

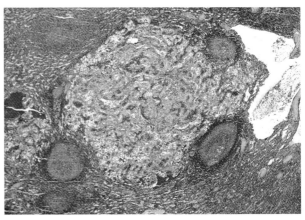

图 5.74 Littoral 细胞血管瘤。一个小灶性 LCA 被其他正常脾脏包绕，LCA 常在影像学检查时被偶然发现（图片由美国塔尔萨的 N. Crowson 馈赠）

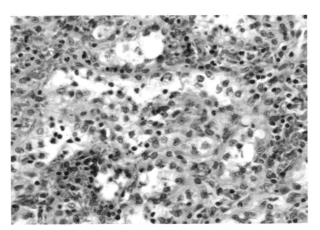

图 5.75 Littoral 细胞血管瘤。高倍镜下所示 LCA。图中内衬细胞肥胖，核温和，血管腔内有一些细胞，经常有巨噬细胞，可以充满碎片。LCA 中可见髓外造血（图片由美国塔尔萨的 N. Crowson 馈赠）

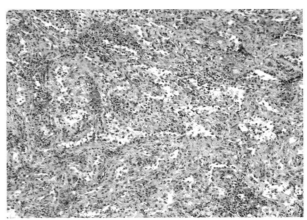

图 5.76 Littoral 细胞血管瘤。中倍镜下所示 LCA。形态学类似于脾窦，但在血管腔之间互相沟通的腔隙内也有较多的支持性间质（图片由美国塔尔萨的 N. Crowson 馈赠）

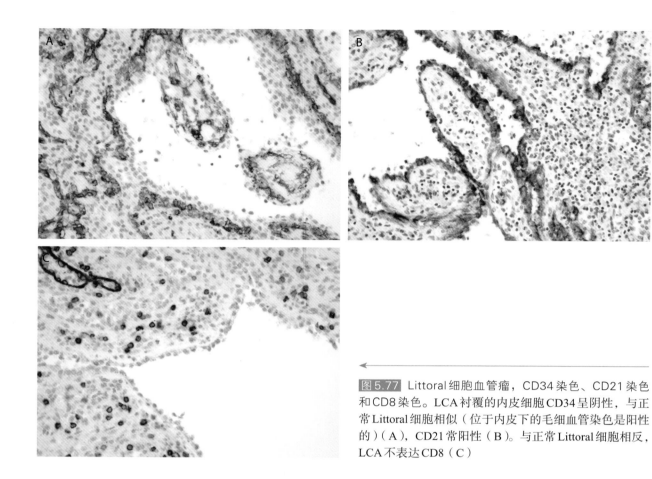

图 5.77 Littoral 细胞血管瘤，CD34 染色、CD21 染色和 CD8 染色。LCA 衬覆的内皮细胞 CD34 呈阴性，与正常 Littoral 细胞相似（位于内皮下的毛细血管染色是阳性的）（A），CD21 常阳性（B）。与正常 Littoral 细胞相反，LCA 不表达 CD8（C）

5.9　硬化性血管瘤样结节性转化（SANT）

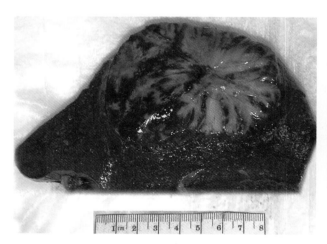

图 5.78 硬化性血管瘤样结节性转化（SANT）。SANT 的大体图片。注意膨隆的切面，褐色至黄色的纤维组织伴局灶性深红色出血。图中大体表现与炎性假瘤相似（见图 5.30 至 5.32）（图片由美国波士顿的 R. Dewar 馈赠）

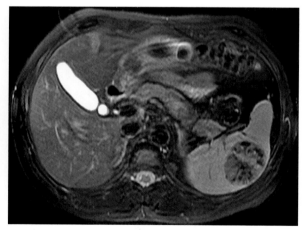

图 5.79 硬化性血管瘤样结节性转化（SANT）。SANT 的 CT 图片。图中脾脏（右）显示界限清楚的结节性肿块，在中等密度的中心部分可见不规则的条带

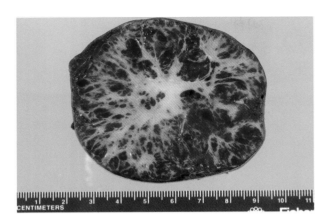

图 5.80 硬化性血管瘤样结节性转化（SANT）。体积相对较大的 SANT 的大体图片。其特征性改变为血管成分伴间质增生，该病变的确切性质尚有争议（图片由美国伯灵顿的 A. Kalof 馈赠）

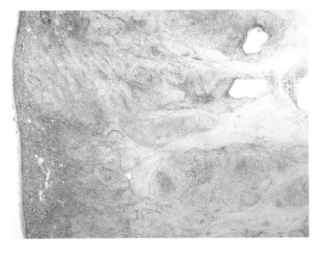

图 5.81 硬化性血管瘤样结节性转化。低倍镜下所示 SANT。正常脾脏实质（左）与异常纤维血管病变（右）融合，SANT 无包膜（图片由美国塔尔萨的 N. Crowson 馈赠）

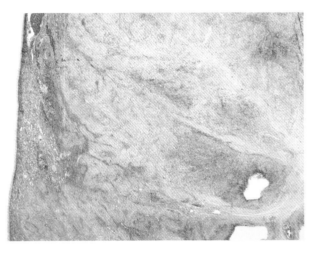

图 5.82 硬化性血管瘤样结节性转化。低倍镜下所示 SANT。图中可见一个明显的结节状结构，是由带状的纤维或间质组织组成，其间夹杂轻度增多的细胞性结节（图片由美国塔尔萨的 N. Crowson 馈赠）

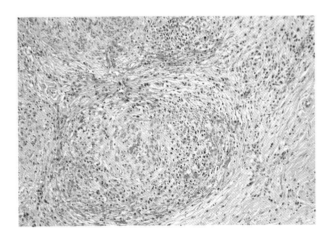

图 5.83 硬化性血管瘤样结节性转化。高倍镜下所示 SANT。交错的梭形细胞形态温和。结节由小的毛细血管和其间散在的炎细胞、巨噬细胞及间质细胞组成（图片由美国塔尔萨的 N. Crowson 馈赠）

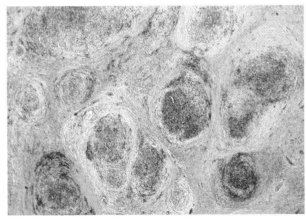

图 5.84 硬化性血管瘤样结节性转化。中倍镜下所示 SANT。图中结节内细胞较丰富，伴充血和红细胞数量增加（图片由美国克里夫兰的 J. Goldblum 馈赠）

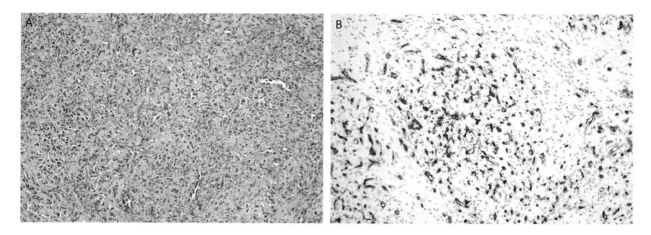

图 5.85 硬化性血管瘤样结节性转化，HE 染色（A）、CD34 染色（B）。高倍镜下所示 SANT（A）。可见血管成分的 CD34 染色（B）

5.10 恶性和不能确定行为的血管性肿瘤

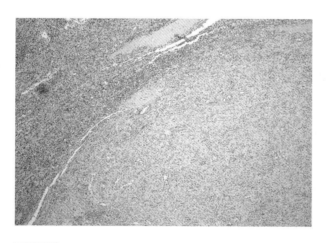

图 5.86 血管内皮瘤。血管内皮瘤是一种中间型或生物学行为不确定的血管性肿瘤，与血管瘤比较，细胞更丰富，具有更高程度的多形性，偶尔可以有上皮样的特征（图片由美国亚里索维耶荷的 L. Weiss 馈赠）

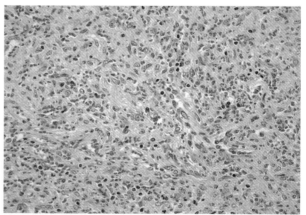

图 5.87 血管内皮瘤。高倍镜下所示脾脏血管内皮瘤。图中肿瘤具有明显形成的血管腔，细胞肥胖，比典型的血管瘤具有更多粉红色的胞质，但是缺乏血管肉瘤中所见到的非典型程度（图片由美国亚里索维耶荷的 L. Weiss 馈赠）

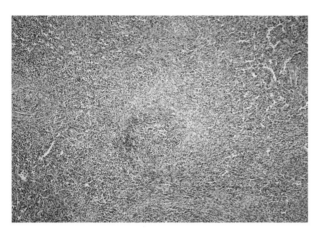

图 5.88 卡波西肉瘤（KS）。卡波西肉瘤累及脾脏的镜下图片。注意由于该病变的血管特征在背景血管中被掩盖，因此病变不像在其他一些部位明显。尽管如此，在滤泡周围有明显异常增生的梭形细胞，这些梭形细胞形成不规则的血管腔隙，可见血管内红细胞灶，破碎的红细胞，细胞内见粉红色的透明小体，以及含铁血黄素沉积（图片由美国亚里索维耶荷的 L. Weiss 馈赠）

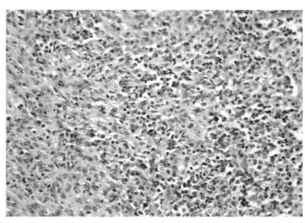

图 5.89 卡波西肉瘤。高倍镜下所示脾脏卡波西肉瘤。注意不规则的血管腔，内皮细胞轻度非典型，但缺乏血管肉瘤中显著的非典型性

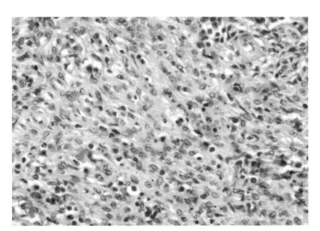

图 5.90 卡波西肉瘤。高倍镜下所示脾脏卡波西肉瘤。图中可见明显的不规则的血管腔隙，大多数内皮细胞呈梭形，有些有较圆形的核。几乎所有病例，应用免疫组化染色均能确定人类疱疹病毒 8（HHV-8）

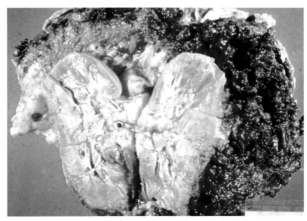

图 5.91 血管肉瘤。脾脏血管肉瘤的大体图片。由于肿瘤从左上腹整块切除，故正常脾脏实质不明显。肿瘤包绕肾脏，肾脏与血管肉瘤同时被切除。注意肿瘤的出血性外观（图片由美国亚特兰大的 D. Farhi 馈赠）

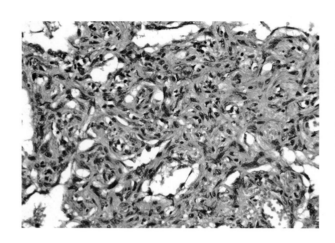

图 5.92 血管肉瘤。高倍镜下所示脾脏血管肉瘤。注意梭形细胞的肿瘤细胞和形成不良的、相互吻合的血管腔

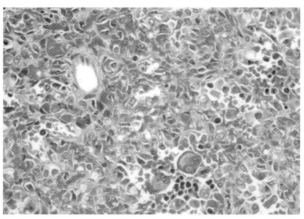

图 5.93 血管肉瘤。另一例脾脏血管肉瘤。图中有许多异常的血管腔，可见一些大的多形性肿瘤细胞

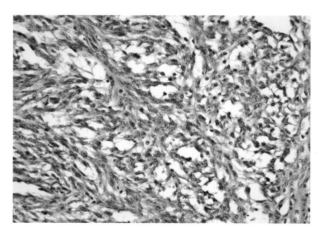

图 5.94 血管肉瘤。另一例脾脏血管肉瘤。图中梭形细胞形态非常明显，与其他病例一样，可见异常的血管腔

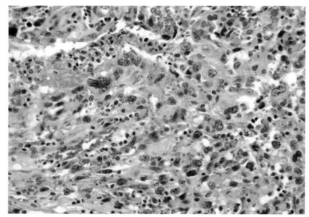

图 5.95 血管肉瘤。图中细胞多形性明显，但也有明确的血管腔形成（图片由美国亚里索维耶荷的 L. Weiss 馈赠）

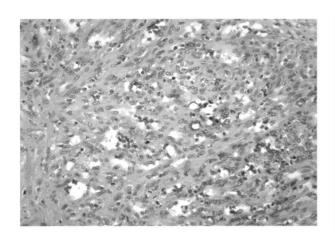

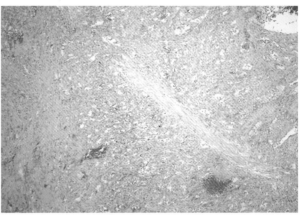

图 5.96 血管肉瘤。低倍镜下所示脾脏血管肉瘤组织学图片。图中有明显的血管腔形成，但缺乏其他病例明显的细胞学非典型性，细胞有轻度多形性。低级别血管肉瘤与血管瘤或血管内皮细胞瘤可能很难鉴别（图片由美国亚里索维耶荷的 L. Weiss 馈赠）

图 5.97 血管肉瘤。另一例脾脏低级别血管肉瘤。图中细胞密度明显高于血管瘤。然而，细胞仅有轻度的异形性。虽然血管腔明显异常，但外观上相对一致（图片由美国亚里索维耶荷的 L. Weiss 馈赠）

5.11 转移性肿瘤

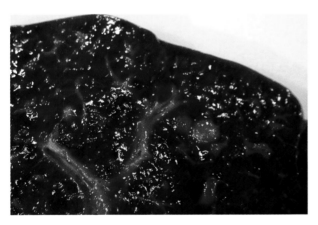

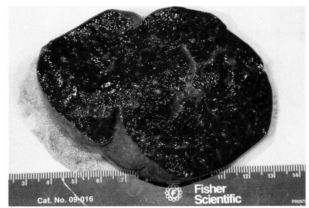

图 5.98 转移性癌。脾脏转移性癌的大体图片。图中可见多个褐色的癌结节，多数分布在血管周围，呈实性褐色外观。图中转移性病变相对较小，但具有较大转移灶的病例也能见到（图片由美国印第安纳波利斯的 D. Hawley 馈赠）

图 5.99 转移性癌。脾脏转移癌的大体图片。正常脾脏结构，包括代表白髓的小的白色结节，与转移癌的黄褐色外观对比明显（图片由美国印第安纳波利斯的 D. Hawley 馈赠）

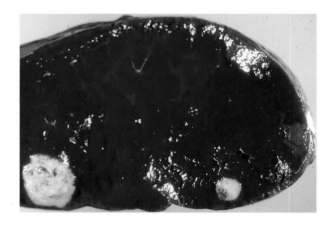

图 5.100 转移性腺鳞癌，梗死。伴有两个转移性腺鳞癌的结节（黄褐色结节）的脾脏的大体图片。与具有淡红黄色外观的梗死区域（右中）不同，梗死灶呈楔形

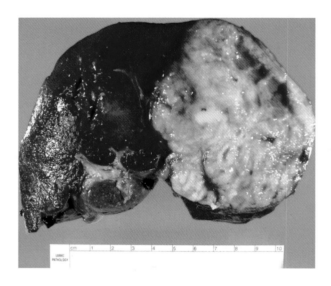

图 5.101 转移性腺癌。肺腺癌转移至脾脏的大体图片。转移灶为单个、质软、肉质样肿块，有一些多彩状的外观，可能有些是坏死区域，有些为局灶性出血区（图片由美国波士顿的 M. Kamionek 馈赠）

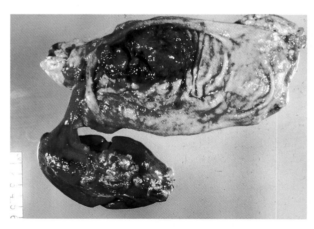

图 5.102 转移性腺癌。胃和脾同时切除标本的大体图片。剖开的胃内见一大的蕈伞型腺癌，相邻的脾脏显示大的转移癌聚集。脾脏的上极（缝线）处见肿瘤性结节。考虑到两个器官相邻，肿瘤可能是通过直接扩散累及脾脏，而不是真正的转移（图片由美国亚特兰大的 D. Farhi 馈赠）

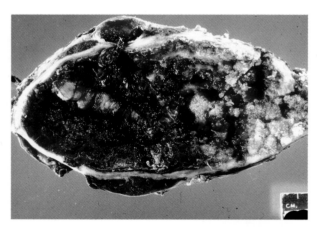

图 5.103 转移性腺癌。大体显示脾脏有多个转移性肿瘤结节并弥漫累及脾脏一极（右），也有脾脏周围炎（被膜增厚）

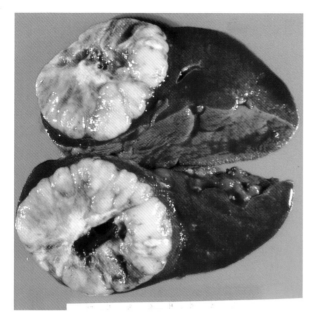

图 5.104 转移性黑色素瘤。转移性黑色素瘤的大体图片。肿瘤体积大，肉样，中央有坏死。无明显色素存在，不能提示它是黑色素瘤（图片由美国波士顿的 M. Kamionek 馈赠）

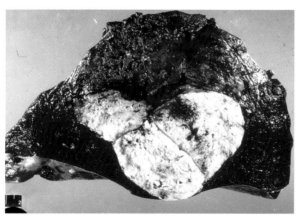

图 5.105 转移性黑色素瘤。另一例转移性黑色素瘤的大体图片。可见 3 个巨大的、淡染色、肉样结节取代正常脾脏的实质（图片由美国亚特兰大的 D. Farhi 馈赠）

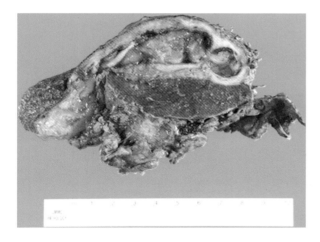

图 5.106 腹膜假黏液瘤。腹腔内容物伴左边的脾脏的完整切除。腹腔内可见弥漫分布的产黏液的腺癌，包裹腹腔多数器官（图片由美国波士顿的 M. Kamionek 馈赠）

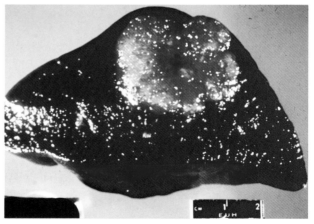

图 5.107 转移性黏液性囊腺癌。大体图片（聚光较差）显示一个有光泽的、黏液的肿瘤性结节。这是 1 例黏液性囊腺癌

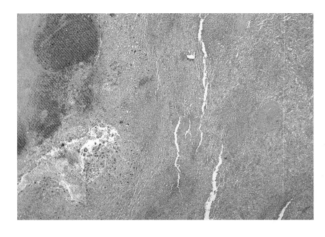

图 5.108 转移性绒癌。转移性绒癌易于脾转移，可能是由于脾脏的血管特征，有利于肿瘤的生长和增殖。低倍镜下，正常脾脏（右）紧邻于出血和坏死区（左），可见一些大的肿瘤细胞（下中部）

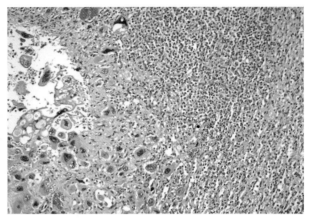

图 5.109 转移性绒癌。绒癌的大而多形性细胞与脾脏红髓和淋巴细胞相邻

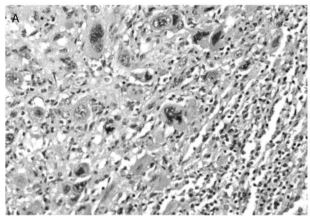

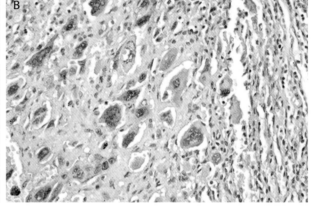

图 5.110 转移性绒癌，HE 染色（A）和 β-hCG 染色（B）。可见绒癌的异常的多形性肿瘤细胞 β-hCG 表达呈阳性

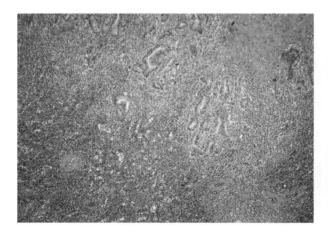

图 5.111 转移性胆管癌。脾脏转移性胆管癌。图中可见正常脾脏实质（左下）与异常肿瘤性腺体和一些黏液样变性（右上）

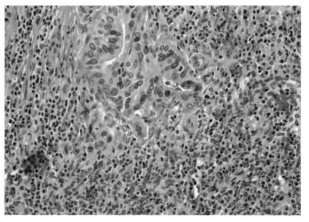

图 5.112 转移性胆管癌。图中胆管癌的异常腺体位于红髓内

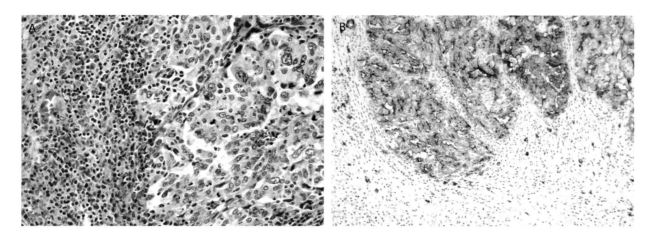

图5.113 转移性乳头状浆液性癌，HE染色（A）和CA125染色。高度异常的癌细胞形成模糊的乳头状结构（A）。肿瘤CA125表达呈强阳性（B）

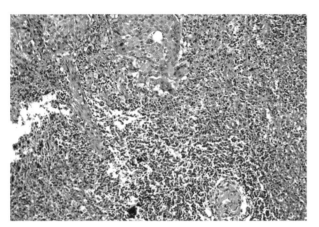

图5.114 转移性鳞状细胞癌。图中肿瘤细胞巢与白髓相邻

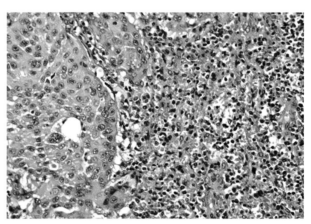

图5.115 转移性鳞状细胞癌。高倍镜下所示脾脏鳞状细胞癌。注意肿瘤细胞具有多形性和大量粉红色胞质。虽然这里描述了许多病例，但转移至脾脏相对罕见

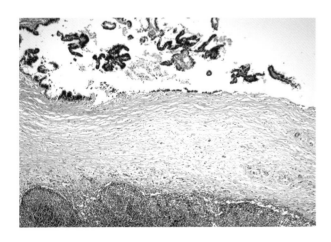

图5.116 转移性囊腺癌。图片上半部分，可见含有肿瘤异常乳头的囊腔，囊腔由厚的纤维包膜围绕，正常脾脏实质位于图片下半部分

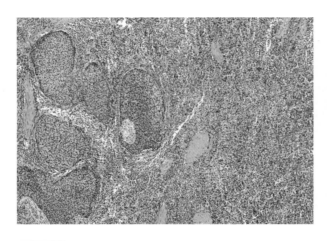

图 5.117 转移性移行细胞癌（TCC）。TCC转移至脾脏。大多数肿瘤发生脾转移是晚期事件。图中显示肿瘤细胞呈巢状排列，细胞巢周围呈栅栏状，这种特征见于相对分化好的肿瘤

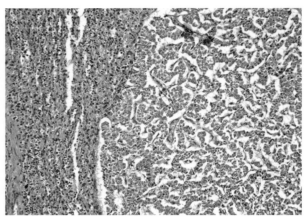

图 5.118 转移性神经内分泌癌。脾脏转移性高分化神经内分泌瘤。肿瘤细胞呈梁状排列提示该诊断，但不是诊断特异性特征

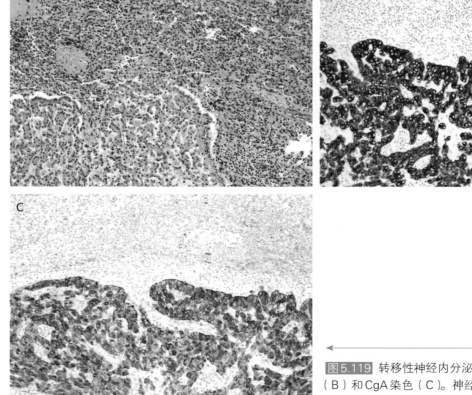

图 5.119 转移性神经内分泌癌，HE染色（A），pCK染色（B）和CgA染色（C）。神经内分泌癌位于邻近未被累及脾实质（上部）（A）附近，表达pCK（B）和CgA（C）

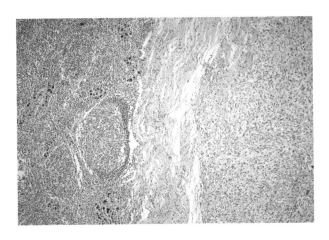

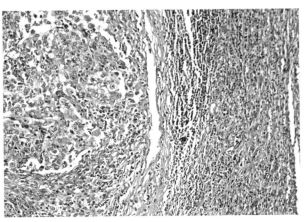

图 5.120 转移性肉瘤样癌。图中肉瘤样癌（右）具有梭形的特征，类似于肉瘤。正常脾实质内可见一些含铁血黄素沉积（巨噬细胞内的棕色颗粒），可能与先前这些区域出血有关

图 5.121 转移性黑色素瘤。黑色素瘤（左）可见于脾脏，但是一种罕见的终末期事件。肿瘤细胞高度多形性。如果无明确广泛转移的病史，应该使用如 S-100、HMB45 和 Melan-A 等免疫标记进行确诊

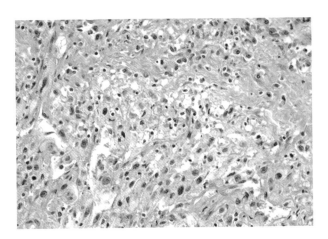

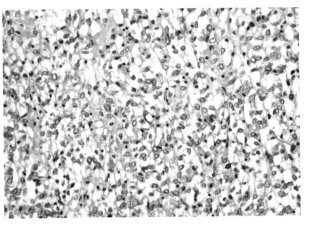

图 5.122 转移性恶性纤维组织细胞瘤（MFH）。肉瘤转移罕见，而转移至脾脏更加罕见。图为 MFH（或高度恶性肉瘤），具有明显的细胞多形性

图 5.123 转移性黏液性脂肪肉瘤。黏液性脂肪肉瘤转移至脾脏，肿瘤细胞高度非典型性，容易与正常的脾实质区别（图片由美国亚里索维耶荷的 L. Weiss 馈赠）

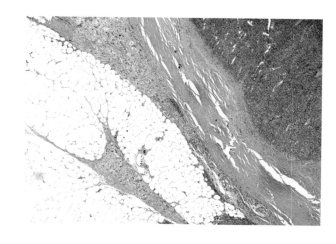

图5.124 间皮瘤。虽极其罕见，但当腹部受累时，间皮瘤可以包绕脾脏。间皮瘤（左）黏附于脾脏增厚的被膜，正常脾实质位于右侧（图片由美国纽黑文的D. Hudnall馈赠）

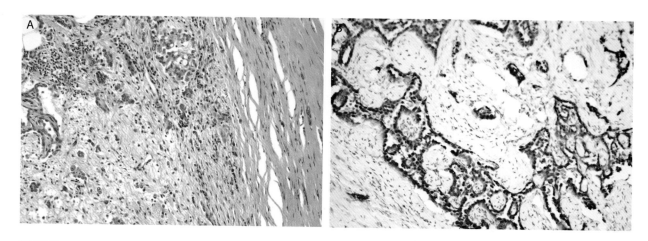

图5.125 间皮瘤，HE染色（A）和CR染色（B）。高倍镜下所示间皮瘤（A）。可见CR强阳性（B）

（张丽华　译，周晓军　审）

参考文献

[1] O'Malley DP, George TI, Orazi A, et al. Armed Forces Institute of Pathology: Benign and reactive conditions of lymph node and spleen [M]. Silver Spring, MD: American Registry of Pathology Press, 2009.

6

反应性和全身性疾病

　　各种反应性和全身性疾病都可在脾脏内表现出来。本章不仅讨论创伤和机械性损伤对脾脏的改变，而且还讨论它们的组织学改变。本章还阐述了脾脏周围炎或糖衣脾。纤维充血性脾脏肿大是慢性血管损伤的一种常见的最终通路，这也将在本章中讨论。本章还将讨论红细胞病变包括珠蛋白生成障碍性贫血、镰状细胞病，以及遗传性球形细胞增多症等导致的脾脏改变；各种原因引起的脾脏肉芽肿，罕见的组织细胞起源疾病即朗格汉斯细胞组织细胞增生症引起的脾脏病变；还将描述各种少见疾病包括 Castleman 病，以及各种治疗对脾脏的影响。许多自身免疫性疾病在脾脏内可有明显表现，本章中也将予以论述。最后，本章还讨论了各种累及脾脏的先天性免疫缺陷性疾病。

6.1 破裂和创伤

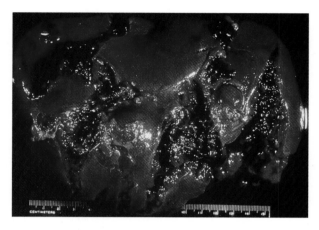

图6.1 脾脏破裂。脾脏破裂的大体图片。尽管病因不清，多个拼图样、相互连接的破裂提示有明显腹部外伤的可能。图中破裂的被膜上拼图状边缘内可见血凝块附着（图片由美国亚特兰大的D. Farhi馈赠）

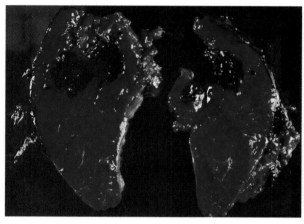

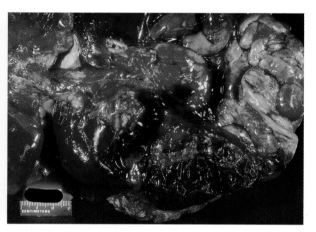

图6.2 脾脏破裂。"自发性"破裂的脾脏切面图。大量新鲜的血凝块（暗红色）位于脾实质内。大多数自发性脾破裂最好归为病理性破裂，它们有明确的病因，而不是真正的自发性破裂（图片由美国波士顿的A. Sohani馈赠）

图6.3 脾脏破裂。脾（中央）、肠（右上）及胰腺（中央和延伸至左侧）的整块切除，在脾门和撕裂的脾被膜（下方）处可见黏附的血凝块

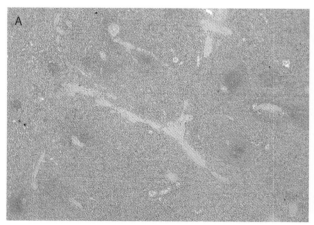

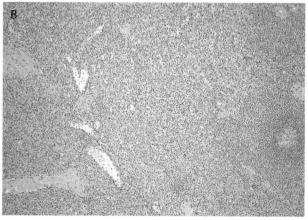

图6.4 脾脏破裂，偶发性创伤。因咳嗽引起脾脏病理性破裂。唯一的形态学改变是红髓增加和有些纤维充血性脾脏肿大。咳嗽引起腹腔内压力增加，在合适的情况下，脆弱的脾脏被膜可因咳嗽而破裂（A.低倍镜下；B.中倍镜下）

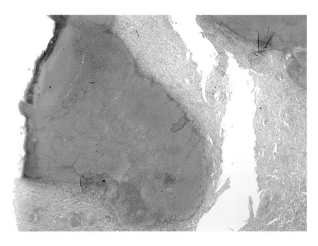

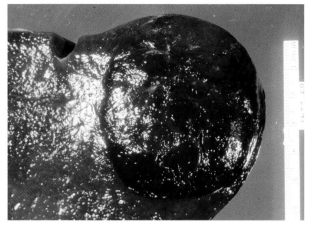

图 6.5 "自发性"脾破裂。低倍镜下所示脾脏自发性破裂后。近期有出血，但无明显病因。然而，真正的自发性破裂极其罕见。多数情况下，有些原因无论是创伤性、全身性或其他都可能被发现和表明是"病理性"破裂。自发性破裂的诊断应通过病史和组织学检查排除其他原因后才可诊断

图 6.6 近期的损伤/血肿。近期对脾脏的损伤伴血肿形成的大体图片。这个无法与早期梗死进行可靠的鉴别，像多数创伤性损伤一样，它们发生在脾脏的凸面，该部位与肋骨和外界邻近（图片由美国亚特兰大的 D. Farhi 馈赠）

6.2 梗死和血栓

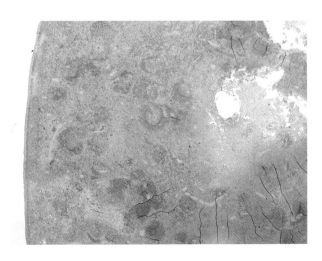

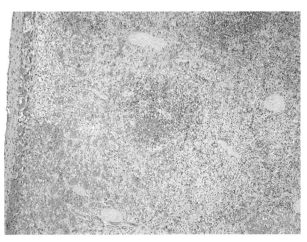

图 6.7 近期梗死。低倍镜下所示脾脏近期梗死。注意，脾脏整体结构保留，但间质内可见广泛性出血，包括红髓和白髓小结周围

图 6.8 近期梗死。高倍镜下所示脾脏近期梗死，除广泛出血外，有明显的单个细胞丢失，提示有早期坏死

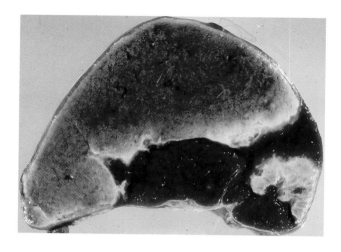

图6.9 陈旧性梗死。脾脏陈旧性梗死的大体图片。图片下部可见相对正常的脾脏实质，具有典型的黑红色外观，图片上部显示一圈黄褐色纤维组织，代表机化性梗死组织，中央区显示黏附差，最终可通过液化或纤维化而吸收。本例患者有慢性粒细胞白血病（图片由美国亚特兰大的 D. Farhi 馈赠）

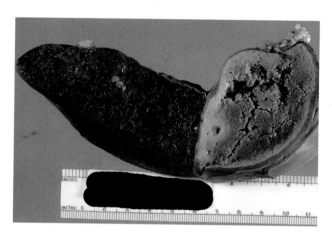

图6.10 陈旧性梗死。脾脏固定后的大体切面图片。左侧未受累，右侧有明显梗死的表现，梗死中央塌陷。另外，梗死区周围被膜显著增厚，符合脾脏周围炎（图片由美国亚特兰大的 D. Farhi 馈赠）

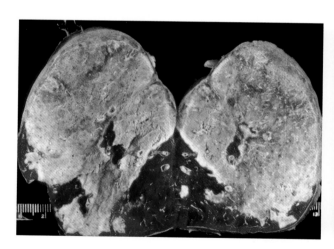

图6.11 陈旧性梗死。对半剖开的脾脏大体图片。图中可见巨大梗死。苍白的、黄褐色区代表梗死组织，大体检查未见明显的特殊病因（图片由美国亚特兰大的 D. Farhi 馈赠）

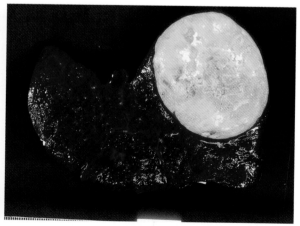

图6.12 陈旧性梗死。脾脏内一个大的结节性梗死区域。因梗死区呈致密纤维化的大体改变，致图中陈旧性梗死的特征更明显（图片由美国亚特兰大的 D. Farhi 馈赠）

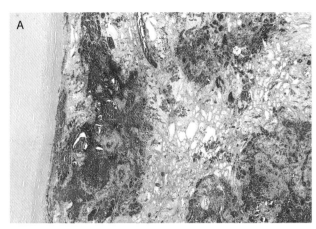

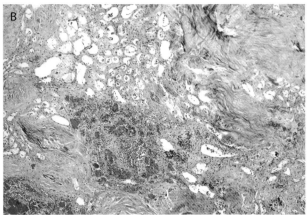

图6.13 陈旧性梗死。图中可见陈旧性梗死。梗死区出血较多，可能是由于局部血管损伤，也可能为血管病变如血管瘤（A）的梗死所致；由于为陈旧性出血，可见大量的含铁血黄素沉积（B）

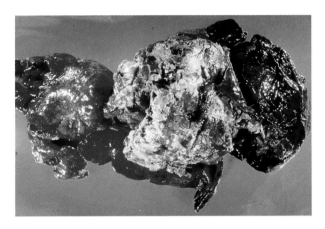

图6.14 胰腺炎和坏死。脾脏和胰腺联合切除标本。广泛的胰腺坏死和梗死邻近于脾脏且部分累及脾脏

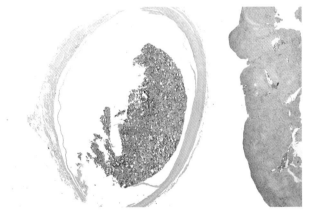

图6.15 6.c-1栓塞。脾动脉内显示栓塞脾脏的凝胶样泡沫物质的碎片，这些物质阻塞血管，伴血液凝固和聚集，导致脾脏血氧不足

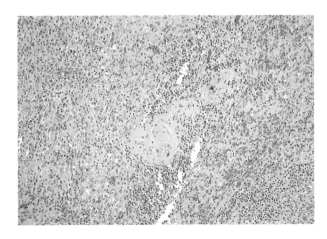

图6.16 栓塞。高倍镜下所示近期栓塞（脾脏切除术前约2小时）后的脾脏。图中可见明显的血管充血，沿动脉呈放射性分布的早期坏死。除非有再次供氧，否则从缺血进展到梗死，再到坏死的过程是不可逆的。早期缺血的组织学特征可轻微

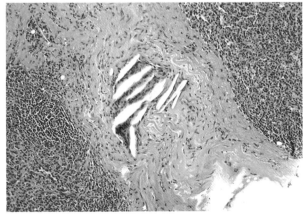

图6.17 血栓。脾动脉显示陈旧性血栓形成的证据，栓子内可见胆固醇裂隙

6.3 脾脏周围炎（糖衣脾）

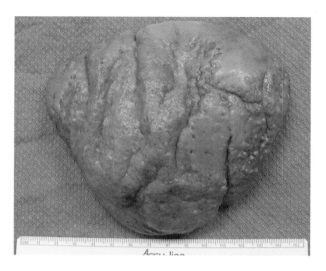

图 6.18 脾脏周围炎。致密而严重的脾脏周围炎标本。被覆于脾脏的黄色纤维性物质完全掩盖了正常脾脏的外观和颜色（图片由美国拉斯维加斯的 D. Coon 馈赠）

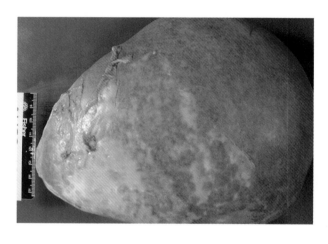

图 6.19 脾脏周围炎。另一例脾脏周围炎。因具有致密的纤维包膜又称糖衣脾（本图片由澳大利亚布里斯班的 R. Cooke 馈赠）

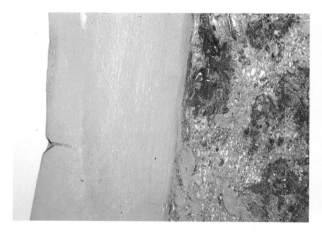

图 6.20 脾脏周围炎。脾脏周围炎的组织学图片。脾脏表面的炎症（如腹膜表面）导致脾脏被膜纤维化增厚。该被膜比预期的厚 5~10 倍

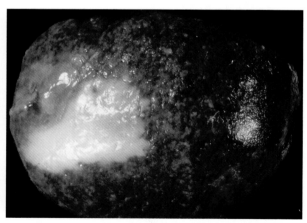

图 6.21 局灶性脾脏周围炎。局灶性被膜增厚和纤维化可能是由局部外伤所致。这个区域外观有光泽，呈白色，与预期的一样，病变位于脾脏的凸面

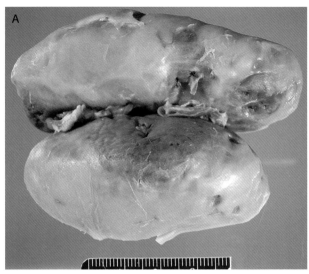
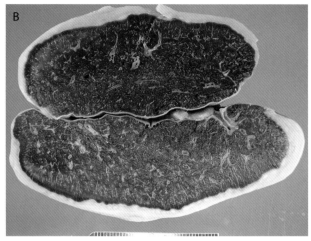

图 6.22 脾脏周围炎。脾脏表面被一层厚的透明物质包被（A），切面（B）为厚的苍白色纤维组织（图片来自 O'Malley，et al[1]；经授权）

6.4 充血性脾脏肿大

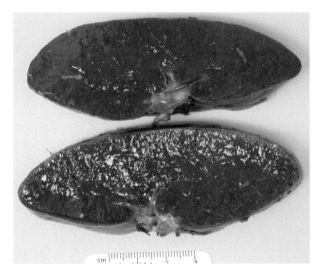

图 6.23 纤维充血性脾脏肿大。无局灶性病变。红髓较明显，而白髓不明显，但在大体上无明显异常（图片来自 O'Malley，et al[1]；经授权）

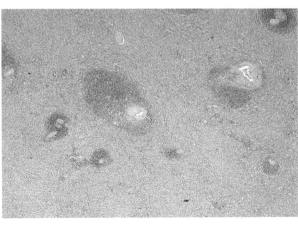

图 6.24 纤维充血性脾脏肿大。低倍镜下所示纤维充血性脾脏肿大。多数病例中，红髓明显扩大，间质成分增加，陷入的红细胞总体增多

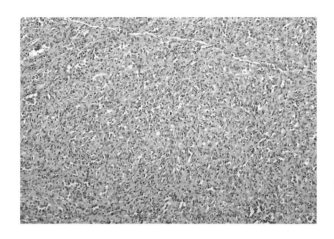

图 6.25 纤维充血性脾脏肿大。高倍镜下所示纤维充血性脾脏肿大的红髓。红髓结构整体增加，由于间质成分增多，脾索内细胞密度增高，脾窦不明显

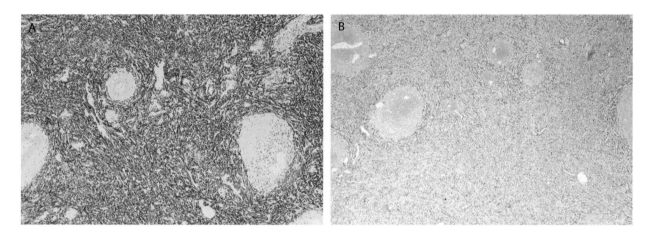

图 6.26 纤维充血性脾脏肿大，CD8 染色和 CD163 染色。纤维充血性脾脏肿大 CD8 染色显示红髓内脾窦数量明显增加（A），CD163 染色显示脾索内巨噬细胞同时增加（B）

6.5 红细胞性疾病

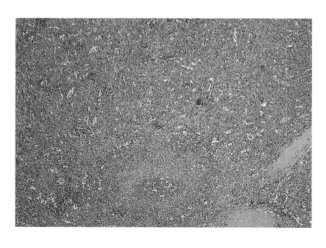

图 6.27 珠蛋白生成障碍性贫血。图示严重的珠蛋白生成障碍性贫血，可见红髓膨胀伴明显的红髓内髓外造血，造血成分以红系为主

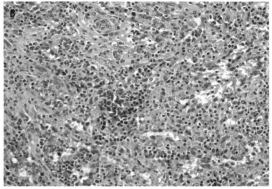

图 6.28 珠蛋白生成障碍性贫血。重度珠蛋白生成障碍性贫血的中倍镜下图片（A）和高倍镜下图片（B），两者都显示红髓中成熟和不成熟的红细胞前体

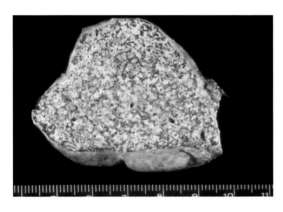

图 6.29 镰状细胞病，梗死性脾。镰状细胞病晚期的大体图片。多次梗死后，脾脏最终变为小的、瘢痕性、纤维组织性碎片。未见残留的正常脾脏实质（图片由美国亚特兰大的 D. Farhi 馈赠）

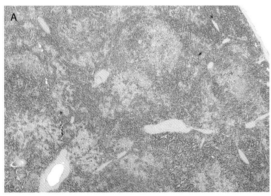
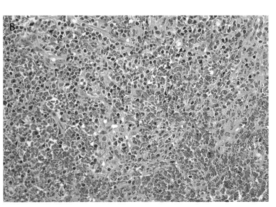
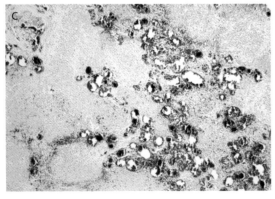

图 6.30 镰状细胞病，脾脏阻断危机。在镰状细胞病（血红蛋白 SS）中，患者偶有严重的腹痛伴急性脾梗死，被称为"脾脏阻断危机"，其最佳处理方式常为脾脏切除。图 A 显示结构异常的脾脏内出现严重的脾脏充血。图 B 为高倍镜下所示，白髓的红细胞充血伴白髓区纤维化。仔细检查发现多数红细胞呈异常的锐形，即为镰状细胞贫血的特征。图 C 显示脾脏阻断病例的铁染色，因反复梗死和异常红细胞溶血，显示脾脏中铁的长期沉积

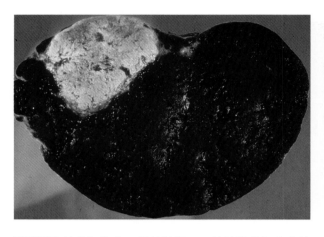

图 6.31 镰状细胞病，局灶性梗死。脾脏镰状细胞病的大体图片。梗死开始为局灶性，可能与镰状细胞危象或缺氧的其他原因而突然加速。当梗死恢复时，它们变成实性，黄色，正常实质被巨噬细胞和纤维化取代

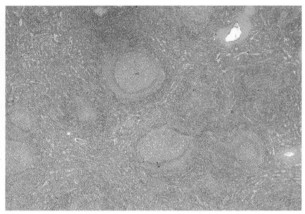

图 6.32 镰状细胞病。图中可见滤泡性增生，这可能来自于年轻患者，几乎没有以前梗死或纤维化的证据

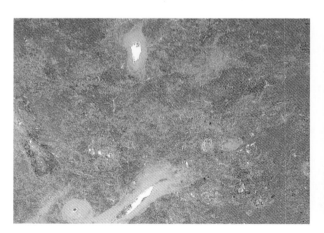

图 6.33 镰状细胞病。低倍镜下所示镰状细胞病晚期脾脏。白髓减少，红髓明显的红细胞充血。由于以前的溶血，可见许多含铁血黄素沉积灶

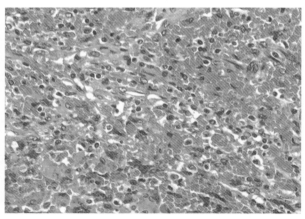

图 6.34 镰状细胞病。高倍镜下所示脾脏镰状细胞病。图中可见含铁血黄素沉积、红细胞充血及局灶性嗜红细胞增多症。虽然不能很快表现出来，但仔细观察红细胞将发现有些红细胞具有不规则的尖端（镰状细胞）

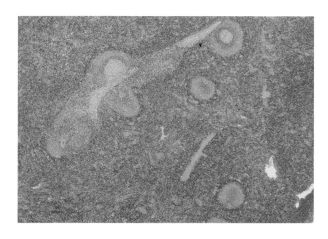

图 6.35 血红蛋白SC病。血红蛋白SC病常比镰状细胞病的症状轻。图中红髓充血，白髓结构保存

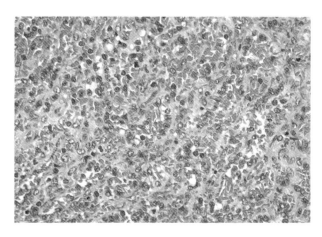

图 6.36 血红蛋白SC病。高倍镜下所示血红蛋白SC病。与典型的镰状细胞病一样，红髓充血伴异常红细胞，脾窦内可见形状不规则和锐形的红细胞

图 6.37 遗传性球细胞增多症（HS）。HS常导致脾脏肿大。HS中，红髓因红细胞而充血。红细胞的球形特征不能迅速识别。然而，虽然隐匿，但仔细观察可见圆形横切面的细胞，没有一个细胞显示正常双面凹形碟盘的外观

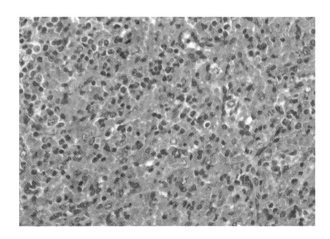

图 6.38 遗传性球细胞增多症。高倍镜下所示脾脏HS。红细胞充满红髓的脾窦和脾索

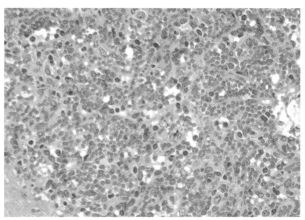

图 6.39 遗传性球细胞增多症。高倍镜下所示另一例脾脏HS的红细胞。图中脾窦充血，几乎所有的细胞都呈圆形（如球形）

6.6　肉芽肿

图 6.40　肉芽肿。邻近于白髓小结的小的上皮样肉芽肿。未见微生物或异物。虽然微生物的可能性应该在几乎所有病例中寻找，但多数情况下，微生物难以发现，引起肉芽肿的病因不清

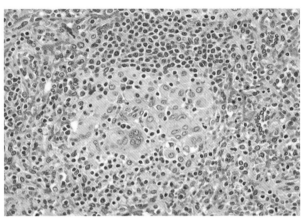

图 6.41　肉芽肿。上皮样肉芽肿高倍镜下所示上皮样巨噬细胞，与不同数量的淋巴细胞混合，偶见巨细胞

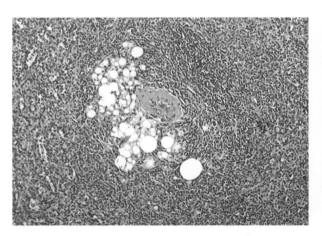

图 6.42　脂质肉芽肿。高倍镜下所示脾脏脂质肉芽肿。脂质肉芽肿是脾脏内小的脂质物质沉积伴随后的炎症反应。由于正常情况下脾脏内没有脂肪组织，因此这个脂质可能来自血管系统的沉积。脂质肉芽肿相当常见，但无特异性。典型脂质肉芽肿不伴有感染

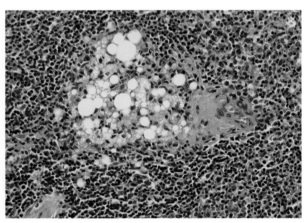

图 6.43　脂质肉芽肿。另一例脂质肉芽肿。与许多感染相关的肉芽肿不同，脂质肉芽肿无上皮样组织细胞

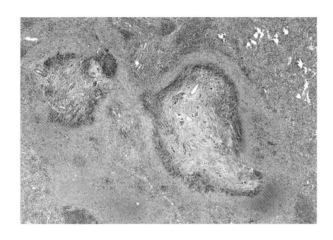

图 6.44 肉芽肿，原发性胆汁性肝硬化。伴原发性胆汁性肝硬化（PBC）的脾脏肉芽肿病例。尽管不完全特异性，但脾脏肉芽肿常见于 PBC。图中可见广泛纤维化和出血，以及含铁血黄素沉积

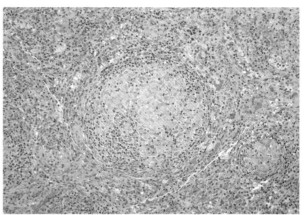

图 6.45 肉芽肿伴滤泡性淋巴瘤。图中生发中心几乎完全被上皮样肉芽肿取代，肉芽肿可能出现在任何类型的淋巴瘤中

6.7 朗格汉斯细胞组织细胞增生症

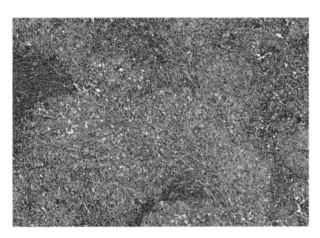

图 6.46 朗格汉斯细胞组织细胞增生症。朗格汉斯细胞组织细胞增生症累及脾脏相对罕见，但最常见于播散性或系统性疾病。图中红髓内可见异常的朗格汉斯细胞，与白髓结构相邻（图片由美国华盛顿的 S. Abbondanzo 馈赠）

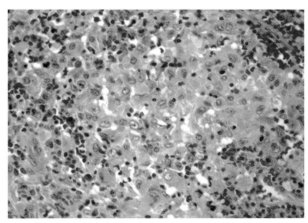

图 6.47 朗格汉斯细胞组织细胞增生症。高倍镜下所示脾脏内异常朗格汉斯细胞。这些细胞具有卵圆形的核，有些有核沟和多量粉红色胞质（图片由美国华盛顿的 S. Abbondanzo 馈赠）

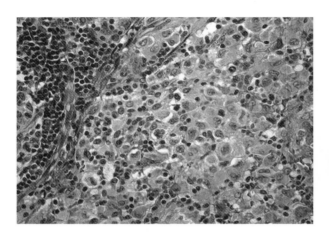

图6.48 朗格汉斯细胞组织细胞增生症。高倍镜下所示脾脏另一例朗格汉斯细胞组织细胞增生症。不同于其他组织的朗格汉斯细胞组织细胞增生症，脾脏内嗜酸性粒细胞不明显（图片由美国夏洛特的 P. Banks 馈赠）

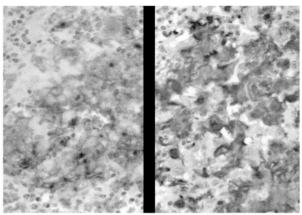

图6.49 朗格汉斯细胞组织细胞增生症，CD1a 染色和 S–100 染色。朗格汉斯细胞表达 CD1a（左）和 S–100（右）（图片由美国华盛顿的 S. Abbondanzo 馈赠）

6.8 贮积性疾病

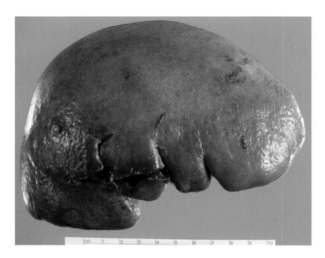

图6.50 淀粉样变性。淀粉样变性弥漫累及脾脏（未切开脾脏）的大体图片。图中可见脾脏体积增大，色淡，脾脏边缘沟明显（图片由美国波士顿的 M. Kamionek 馈赠）

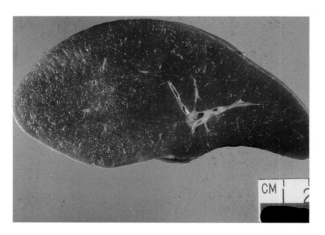

图6.51 淀粉样变性。伴有淀粉样物质沉积的脾脏低倍镜下大体图片。注意有一些异常颜色（与深紫红色比较，为橘红色）和模糊的蜡样外观。脾脏有广泛的淀粉样物质沉积，但保留了一些正常结构（图片由美国亚特兰大的 D. Farhi 馈赠）

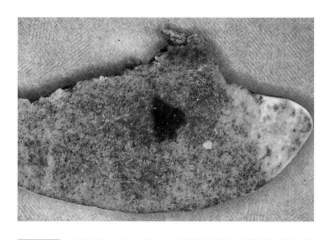

图 6.52 淀粉样变性。具有广泛淀粉样物质沉积的脾脏大体切面图片。黄色实性的淀粉样物质间有一些小的红点，它们是残留的血管或淋巴样成分。这个大体表现被称为"豚脂样"，指的是切面的蜡状、"油脂性"外观（图片由美国亚特兰大的 D. Farhi 馈赠）

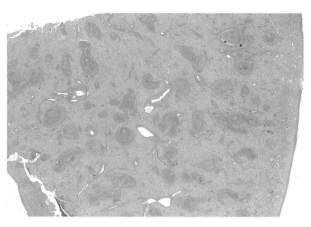

图 6.53 淀粉样变性。低倍镜下所示脾脏淀粉样物质早期的沉积。在最早期阶段，淀粉样物质主要沉积在血管壁内，它通常最常见于小的血管如小动脉，浆细胞无明显增加

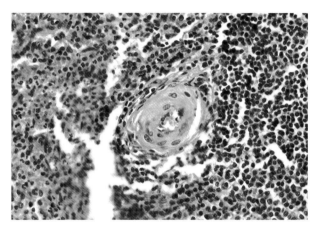

图 6.54 淀粉样变性。高倍镜下所示脾脏血管内早期淀粉样沉积。图中小动脉壁显示特征性的玻璃样透明物质

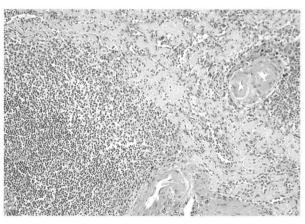

图 6.55 淀粉样变性。随着淀粉样物质沉积的程度增加，血管壁均受累，然后在脾索巨噬细胞内沉积

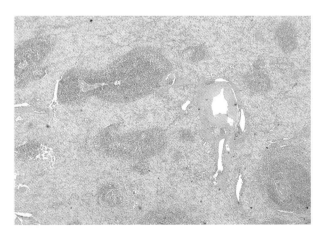

图 6.56 淀粉样变性。淀粉样变性的晚期，脾索内大量巨噬细胞使脾窦扩张，取代了红髓的大多数功能区，白髓不受累

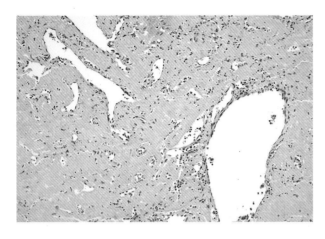

图 6.57 淀粉样变性。终末期，几乎所有脾脏结构均被弥漫片状沉积的淀粉样物取代，细胞内和细胞外沉积的淀粉样蛋白相互融合

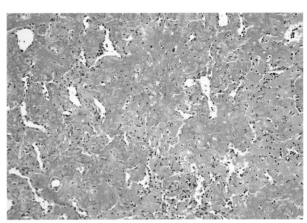

图 6.58 淀粉样变性。淀粉样物质的刚果红染色显示深红色。所有类型的淀粉样物（如原发性、继发性和遗传性）均显示刚果红染色阳性

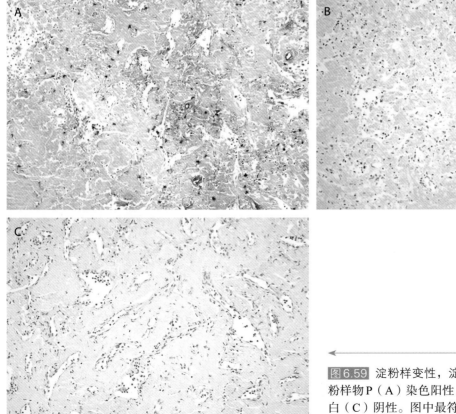

图 6.59 淀粉样变性，淀粉样物免疫组化染色。图中淀粉样物 P（A）染色阳性，而淀粉样物 A（B）或前白蛋白（C）阴性。图中最符合浆细胞病中见到的原发性淀粉样变性

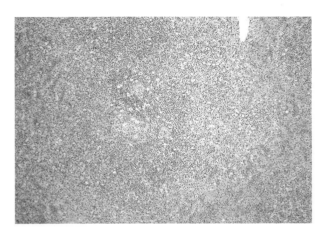

图 6.60 唾液酸贮积症。低倍镜下所示唾液酸贮积病患者的脾脏。与其他代谢性疾病一样，异常物质常贮积在脾脏巨噬细胞内

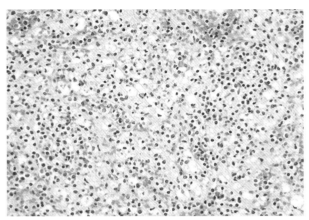

图 6.61 唾液酸贮积症。红髓在高倍镜下所示脾索大小整体增加，脾索因巨噬细胞而扩大，巨噬细胞胞质淡染或粉红色，轻度颗粒状，充满异常的代谢性物质

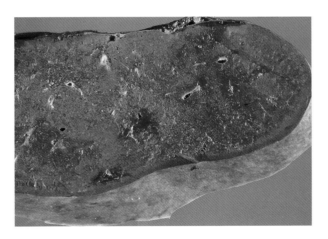

图 6.62 尼曼－匹克病。成人尼曼－匹克病弥漫累及脾脏的大体图片。与其他代谢性疾病相同，脾脏是异常代谢产物聚集的器官。图中整个脾脏增大，呈苍白色，这是由于大量充满异常代谢产物的组织细胞增生的结果

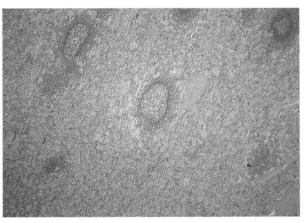

图 6.63 尼曼－匹克病。低倍镜下所示尼曼－匹克病广泛累及脾脏。白髓结构表现正常，而红髓显著膨胀

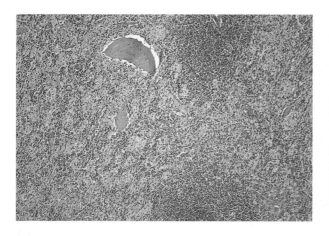

图 6.64 尼曼－匹克病。中倍镜下所示脾脏尼曼－匹克病。脾索因巨噬细胞内充满异常的代谢产物而明显增大

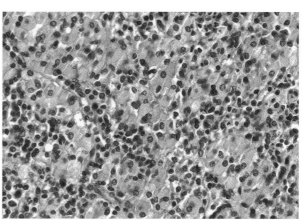

图 6.65 尼曼－匹克病。高倍镜下所示脾脏红髓因巨噬细胞而严重扩张。巨噬细胞的胞质因大量颗粒状胞质而肿胀

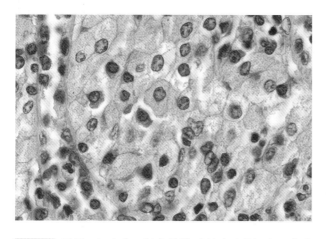

图 6.66 尼曼－匹克病。极高倍镜下所示巨噬细胞。胞质内具有许多含有小颗粒状碎片的小空泡

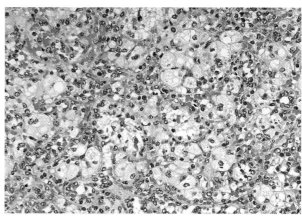

图 6.67 尼曼－匹克病。成年起病的晚期尼曼－匹克病。图中巨噬细胞呈较透亮的泡沫状改变（图片由美国纽约的 A. Orazi 馈赠）

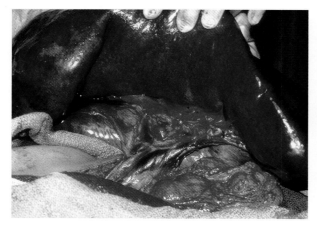

图 6.68 Gaucher 病。Gaucher 病脾脏显著增大的术中图片。脾脏大小与外科医生的手比较，显示脾脏显著增大（图片由美国洛杉矶的 L. Morgenstern 馈赠）

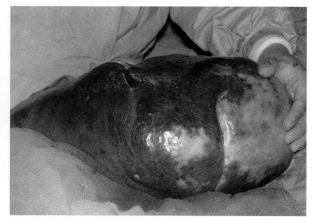

图 6.69 Gaucher 病。另一例 Gaucher 病巨大脾脏的术中大体图片。斑驳的黄色区域可能是陈旧性梗死区伴修复和纤维化（图片由美国洛杉矶的 L. Morgenstern 馈赠）

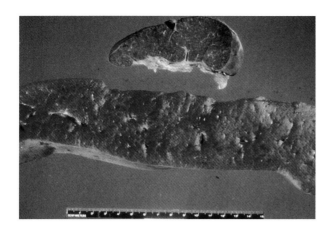

图 6.70 Gaucher病。Gaucher病脾脏切面的大体图片。为了测量，正常（固定的）脾脏切面见图片上方，Gaucher病的脾脏（下方）显著增大，由于充满异常代谢物质的巨噬细胞明显增大导致正常红髓和白髓结构消失

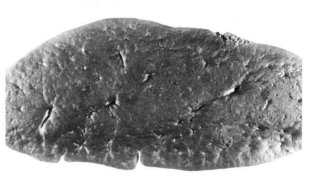

图 6.71 Gaucher病。Gaucher病广泛性累及脾脏，致脾脏显著增大。切面有光泽，提示贮积在红髓内，而不是典型红髓疾病的牛肉样外观

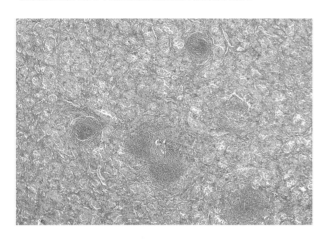

图 6.72 Gaucher病。低倍镜下所示脾脏Gaucher病。白髓结构保留，脾索内巨噬细胞明显增加致红髓膨胀和扭曲

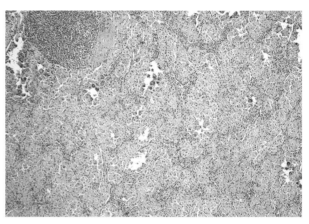

图 6.73 Gaucher病。另一例脾脏Gaucher病。肿胀的巨噬细胞粉红色，胞质明显增加

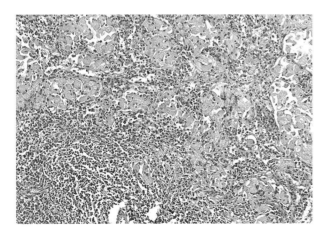

图 6.74 Gaucher病。脾窦存在，但常被Gaucher病内脾索巨噬细胞的增加而挤压

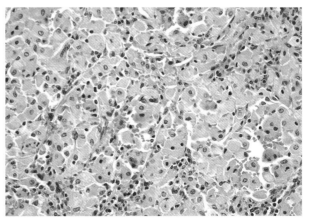

图 6.75 Gaucher病。高倍镜下所示Gaucher病巨噬细胞。胞质传统上被形容为"皱纹纸"

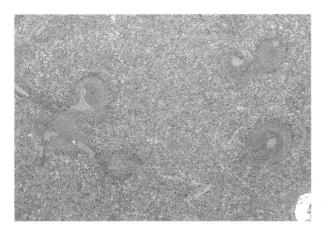

图 6.76 海蓝组织细胞增生症。多数海蓝组织细胞增生症的病例被认为是尼曼-匹克病的一种亚型。与其他贮积性疾病一样，红髓内巨噬细胞增加

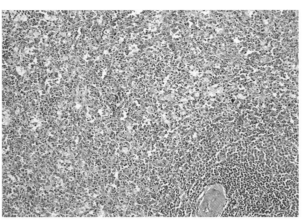

图 6.77 海蓝组织细胞增生症。红髓组织细胞增加，呈泡沫状，在 HE 染色下，可见细小的棕色颗粒

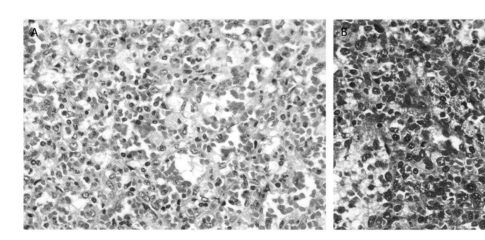

图 6.78 海蓝组织细胞增生症，HE 和吉姆萨染色。海蓝组织细胞增生症的泡沫状组织细胞的高倍镜下图（A）和吉姆萨染色（B），后者是"海蓝"颜色的来源

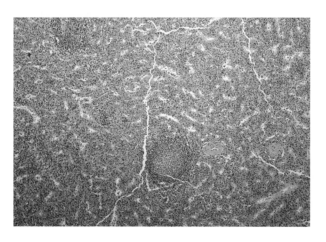

图 6.79 结晶体贮积性组织细胞增多症。结晶体贮积性组织细胞增多症是浆细胞性肿瘤的一种罕见并发症。脾脏巨噬细胞有免疫球蛋白结晶的贮积，其他组织贮积罕见。红髓的组织细胞有粉红色胞质颗粒

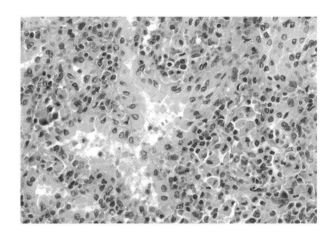

图 6.80 结晶体贮积性组织细胞增多症。高倍镜下所示结晶体贮积性组织细胞增多症。红髓的巨噬细胞有粉红色物质沉积，含有相似物质的窦内皮细胞也增大

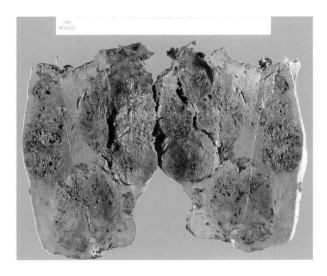

图 6.81 贮积性疾病。脾脏因泡沫状组织细胞而显著增大并呈现异常的海绵状外观。虽然这可能是代谢性贮积病，但没有特异性改变（图片由美国波士顿的 M. Kamionek 馈赠）

6.9 Castleman病

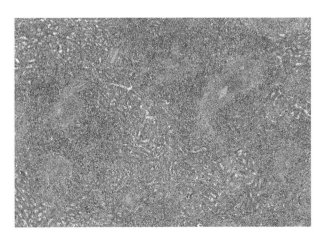

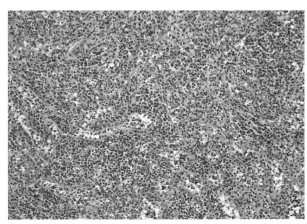

图 6.82 浆细胞型Castleman病。低倍镜下所示浆细胞型Castleman病累及脾脏。红髓细胞数量增加，PALS（脾脏动脉周围淋巴细胞套）区保留

图 6.83 浆细胞型Castleman病。脾脏浆细胞型Castleman病最常见于HIV/AIDS的患者。脾脏透明血管型Castleman病极其罕见，图中红髓浆细胞增加

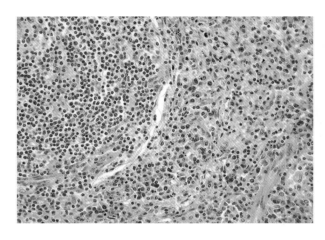

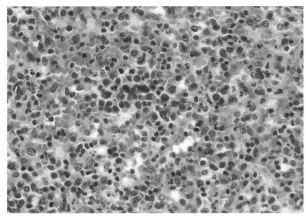

图 6.84 浆细胞型 Castleman 病。浆细胞型 Castleman 病的红髓中滤泡（左）内浆细胞增加，这些浆细胞是多克隆性，多数情况下表达 HHV-8 阳性

图 6.85 浆细胞型 Castleman 病。高倍镜下所示浆细胞型 Castleman 病的红髓。浆细胞多数位于脾索内，但有些位于脾窦，浆细胞具有轻度的非典型性

6.10 治疗对脾脏的影响

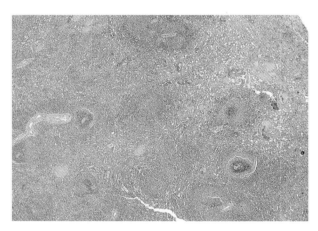

图 6.86 糖皮质激素治疗。图中脾脏的红髓和白髓分布正常，激素治疗后最常见的改变是有许多初级滤泡，但很少有次级滤泡（如生发中心）

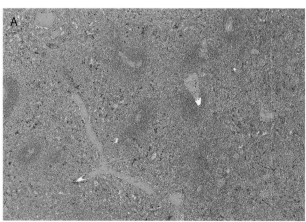

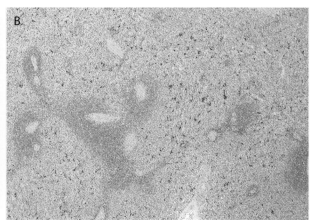

图 6.87 利妥昔单抗治疗，免疫性血小板减少性紫癜，HE 染色和 CD20 染色。利妥昔单抗是一种抗 CD20 的单克隆抗体，用于治疗免疫性血小板减少性紫癜。图中 HE 染色（A）显示 PALS 区保留，但白髓小结缩小，CD20 染色（B）显示 CD20 阳性的 B 细胞完全缺乏

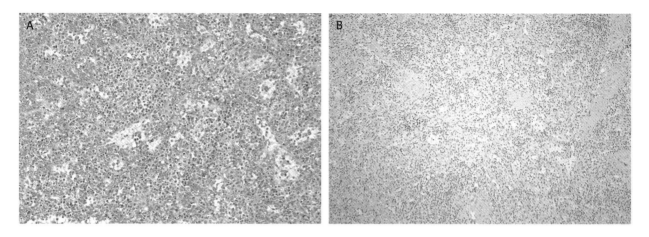

图6.88 利妥昔单抗治疗，免疫性血小板减少性紫癜，HE染色和CD20染色。另一例利妥昔单抗治疗的脾脏，红髓结构的HE染色（A）和同样区域的CD20染色（B）

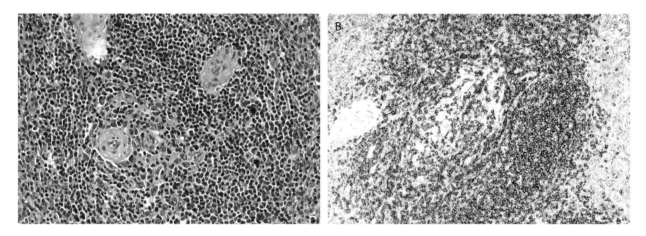

图6.89 苯妥英治疗，HE染色和CD3染色。本例应用苯妥英治疗与PALS区膨胀有关（A），CD3染色（B）显示PALS区多克隆性T细胞增加（图片由美国纽约的A. Orazi馈赠）

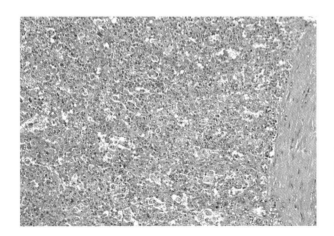

图6.90 骨髓移植（BMT）后状态。BMT后，脾脏内结构可发生许多改变。BMT后发生髓外造血并不少见。图中可见红系和不成熟的髓系成分，同时也可见到组织细胞增多伴胞质内明显含铁血黄素的沉积

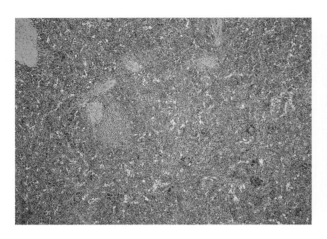

图 6.91 骨髓移植后状态。低倍镜下所示白髓结构基本保存。BMT后组织学改变多样，主要与疾病的类型和移植前的治疗有关

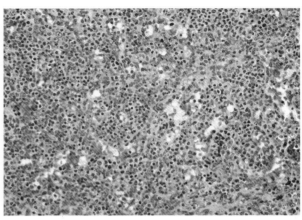

图 6.92 骨髓移植（BMT）后状态。图中显示BMT后的脾脏血管充血，多量红细胞前体，以及一些小的脂质肉芽肿，红髓结构大多不明显

6.11 其他疾病

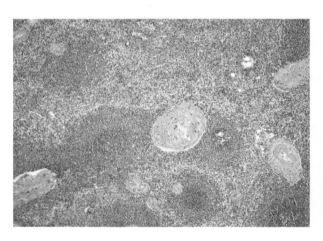

图 6.93 糖尿病。中倍镜下所示糖尿病患者脾脏。尽管改变无典型的特异性，但图中脾脏标本内可见血管异常，表现为血管壁增厚。罕见情况下，脾脏血管壁可见钙化

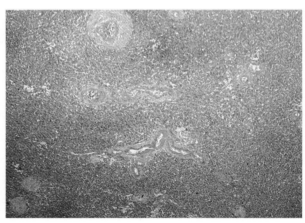

图 6.94 放射线的影响。患者因事故暴露在大剂量（8800rad）放射线照射后约2天的脾脏，大多数淋巴细胞坏死。可能由于红细胞溶解，有一些含铁血黄素，由于内皮细胞的损伤，血管表现异常

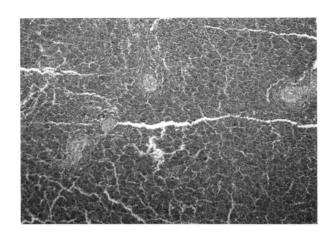

图 6.95 放射线的影响。因事故暴露在放射线（220rad）后9天的脾脏。虽有一些淋巴细胞保留，但红髓结构因仅有红细胞充血而不明显

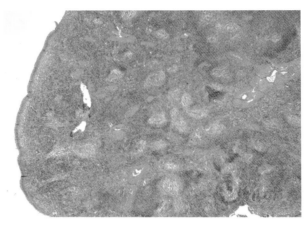

图 6.96 放射线的影响。原子弹暴露对脾脏的影响（日本，1945）。注意淋巴细胞减少，红髓和白髓的明确结构界限消失

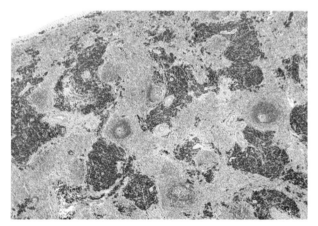

图 6.97 二氧化钍沉积。脾脏红髓巨噬细胞显示异常棕色的色素沉积。该物质是二氧化钍，过去使用的一种放射性造影剂，与血管肉瘤发生密切相关（图片由美国亚里索维耶荷的 L. Weiss 馈赠）

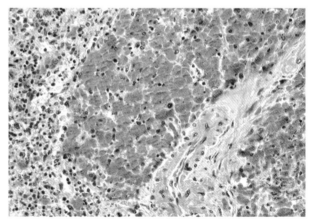

图 6.98 二氧化钍沉积。高倍镜下所示二氧化钍沉积在红髓中成簇的巨噬细胞（图片由美国亚里索维耶荷的 L. Weiss 馈赠）

6.12　嗜血细胞综合征

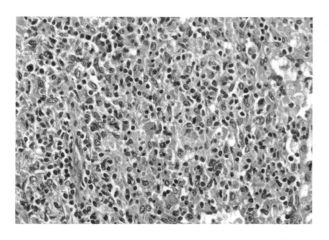

图 6.99 嗜血细胞综合征。嗜血细胞综合征（HPS）患者的脾脏中常见明显的嗜血细胞。许多因素与嗜血细胞综合征有关，包括感染和肿瘤。图中脾脏红髓内淋巴细胞和组织细胞增加。在一个大的组织细胞中（中心）可见摄入的红细胞（噬红细胞）

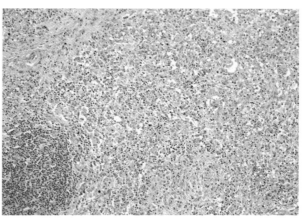

图 6.100 嗜血细胞综合征。中倍镜下所示红髓组织细胞显著增加的脾脏。红髓内也有髓外造血的证据。尽管不明显，但脾脏也显示嗜血

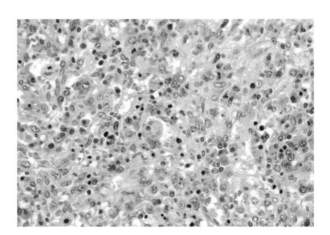

图 6.101 嗜血细胞综合征。高倍镜下有嗜血的表现，但没有明确的病因。感染相关的嗜血细胞综合征的病例中，EBV 是常见的病因

6.13 自身免疫性疾病

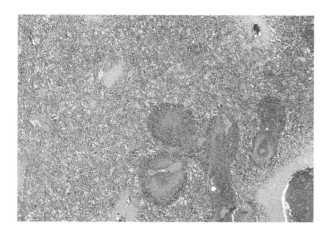

图 6.102 免疫性血小板减少性紫癜（ITP）。低倍镜下所示因 ITP 切除脾脏。大多数情况下，ITP 在试图几次非外科治疗后行脾脏切除术。本例中，疾病没有经过治疗而发生改变，有白髓结构增生（自身免疫疾病的典型改变）。由于血小板免疫介导的吞噬，导致白髓中泡沫样巨噬细胞增加

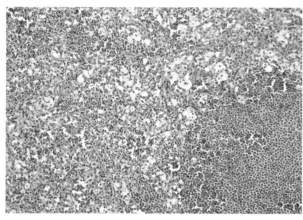

图 6.103 免疫性血小板减少性紫癜。中倍镜下所示未经治疗的 ITP。图中显示白髓（右下）伴红髓内泡沫样巨噬细胞增加。新鲜标本切片将显示巨噬细胞内的血小板。应当注意这些发现仅见于未治疗的病例

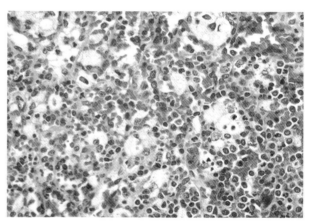

图 6.104 免疫性血小板减少性紫癜。高倍镜下所示未治疗 ITP 的泡沫样巨噬细胞。图中可见巨噬细胞位于脾索内

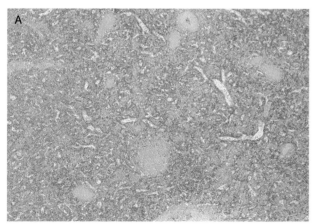

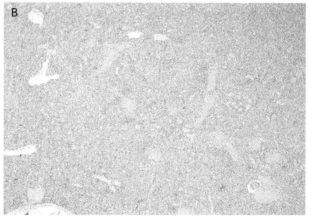

图 6.105 难治性免疫性血小板减少性紫癜，HE 染色（A）和 CD20 免疫组化染色（B）。难治性 ITP 对一些治疗方法有抵抗，常导致脾脏切除。本例患者采用利妥昔单抗治疗，即抗 CD20 治疗，可减少脾脏中 B 细胞的正常数量

图 6.106 免疫性血小板减少性紫癜。白髓淋巴细胞增生伴 ITPs。正如前面提及，在脾脏切除前常尝试多种治疗，因此 ITP 病理的"未改变"表现罕见

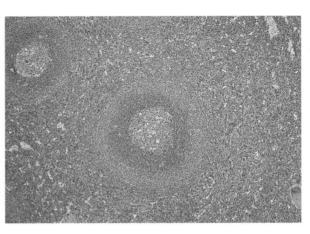

图 6.107 免疫性血小板减少性紫癜。治疗的 ITP 另一种常见表现为边缘区增生，可伴或不伴有生发中心的增生

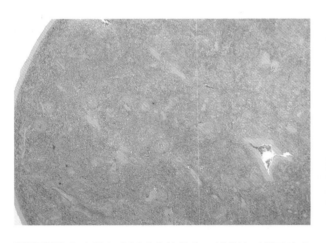

图 6.108 免疫性血小板减少性紫癜。低倍镜下所示治疗的 ITP。白髓数量明显增加，但见不到反应性生发中心，这个改变可见于应用皮质激素治疗的 ITP

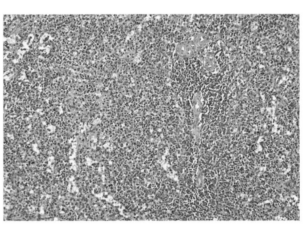

图 6.109 免疫性血小板减少性紫癜伴有类风湿关节炎。本例中有两种自身免疫性疾病，即类风湿关节炎和 ITP 见于同一患者。脾脏显示治疗的 ITP 特征，包括 B 淋巴细胞结构减少，类风湿关节炎的典型表现为红髓中浆细胞数量增加

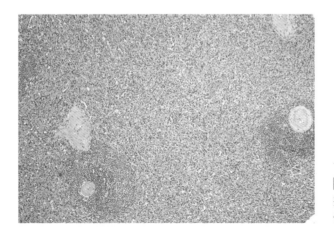

图 6.110 自身免疫性溶血性贫血。低倍镜下所示自身免疫性溶血性贫血患者的脾脏。白髓结构表现正常，但红髓扩大，红髓中一些血管充血，有核细胞成分增加

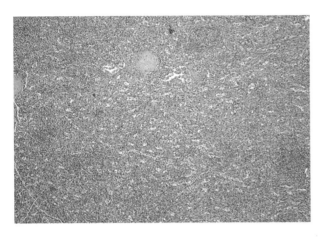

图 6.111 自身免疫性溶血性贫血。低倍镜下所示另一例患有自身免疫性溶血性贫血患者的脾脏。图中白髓结构减小，提示先前可能应用免疫抑制药如激素治疗。图中也可见到红髓充血，有核细胞增加

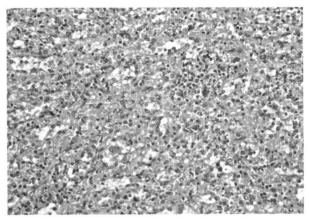

图 6.112 自身免疫性溶血性贫血。中倍镜下所示自身免疫性溶血性贫血患者的脾脏。红髓显示脾索充血和红细胞数量增加。可见含铁血黄素沉积，提示有红细胞破坏

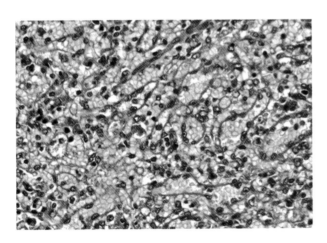

图 6.113 自身免疫性溶血性贫血。高倍镜下所示自身免疫性溶血性贫血患者的脾脏。图中单个红细胞（具有粉红色胞界的淡染细胞）充满红髓的髓窦和髓索

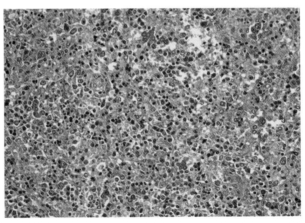

图 6.114 自身免疫性溶血性贫血。自身免疫性溶血性贫血患者的脾脏。图中除红髓充血外，可见明显的由红系前体和一些粒系构成的髓外造血，这可能是由于红系代偿性增生和骨髓中正常造血成分拥挤所致

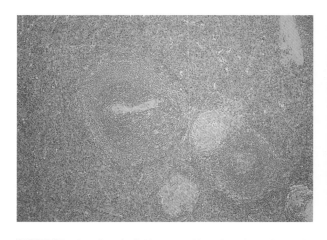

图 6.115 结节病。低倍镜下所示结节病患者的脾脏。结节病肉芽肿分布于整个脾脏，它们由上皮样细胞构成，常具有明显的界限

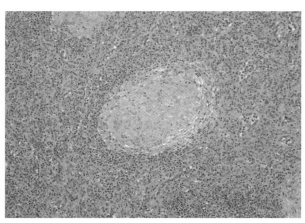

图 6.116 结节病。图中肉芽肿常取代生发中心

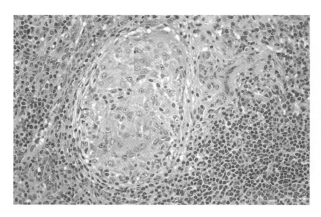

图 6.117 结节病。结节病肉芽肿的上皮样细胞具有温和的细胞核和多量粉红色胞质，偶见浸润的淋巴细胞（T细胞）

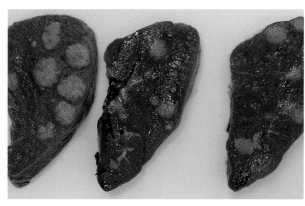

图 6.118 结节病。脾脏切面的大体图片。图中显示大量结节病相关性肉芽肿，结节大小和累及脾脏的程度变化较大（图片来自 O'Malley，et al[1]；经授权）

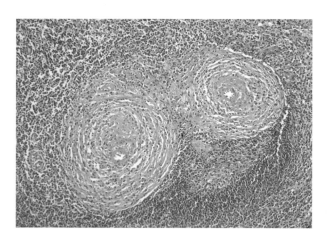

图 6.119 系统性红斑狼疮。系统性红斑狼疮的脾脏血管改变。这些改变被称为所谓的血管"洋葱皮样"，描述为血管壁的层状增厚。这种改变在系统性红斑狼疮的脾脏中非常常见，但不完全特异

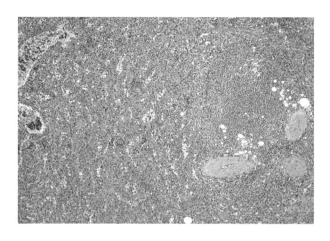

图 6.120 溶血性尿毒症综合征。溶血性尿毒症综合征是由于各种原因引起的凝血系统的全身性激活。脾脏改变常见，但不特异，这些改变包括梗死、血管充血、髓外造血。图中可见一些扩张的髓窦，以及成簇的红细胞前体和一些巨核细胞。同时可见少量无关的脂质肉芽肿

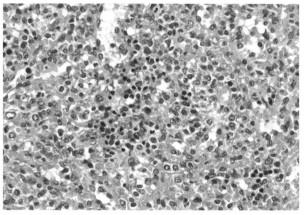

图 6.121 溶血性尿毒症综合征。高倍镜下所示溶血性尿毒症综合征的红髓。图中可见许多红细胞前体

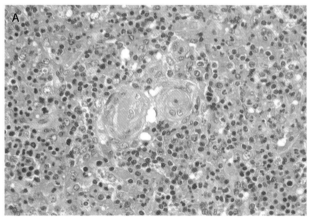

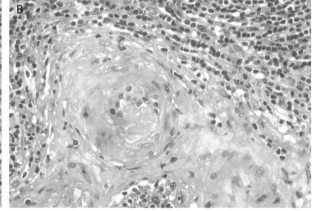

图 6.122 血栓性血小板减少性紫癜（TTP）。TTP 中脾脏动脉形成小血栓的病例（A 和 B）

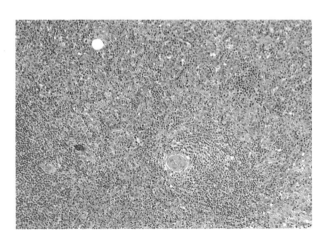

图 6.123 血栓性血小板减少性紫癜。脾脏低倍镜下所示白髓和红髓成分。图中红髓内可见有核红细胞前体。另外，有少量不成熟的单核细胞，它们是不成熟的髓系

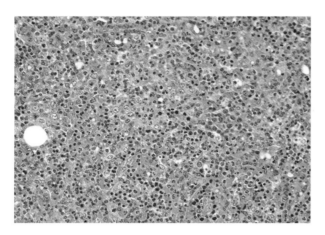

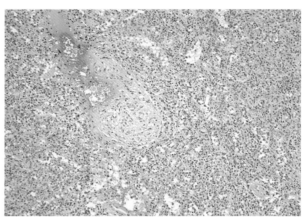

图6.124 血栓性血小板减少性紫癜。高倍镜下所示TTP脾脏。红髓内可见有核红细胞前体和不成熟髓系细胞的混合，后者染色质开放，核不规则，中等量的淡染至粉红色的胞质。这些髓系细胞是早幼粒细胞和粒细胞，而不是原幼粒细胞

图6.125 结节性多动脉炎。结节性多动脉炎累及脾脏。脾脏动脉/小动脉的中层显著增宽

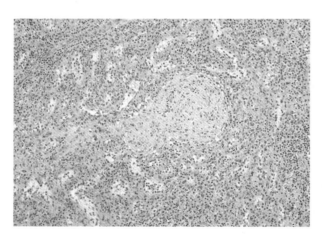

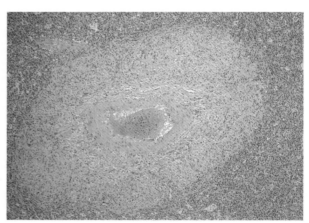

图6.126 结节性多动脉炎。结节性多动脉炎的脾脏小动脉增厚，注意相邻的红髓没有受累

图6.127 结节性多动脉炎。脾脏结节性多动脉炎的动脉显著增大。动脉的所有成分增大，外膜显示明显增宽

6.14　免疫缺陷性疾病（遗传性和获得性）

图 6.128　Nezelof 综合征。作为重症联合免疫缺陷病（SCID）谱系的一个部分，Nezelof 综合征的脾脏显示白髓明显消失，B 细胞小结缺乏，仅见少量 T 细胞区（PALS区）（图片由美国帕罗奥图的 T. George 馈赠）

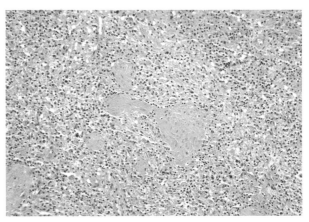

图 6.129　Nezelof 综合征。Nezelof 综合征的高倍镜下所示 PALS 区的淋巴细胞几乎完全缺乏（图片由美国帕罗奥图的 T. George 馈赠）

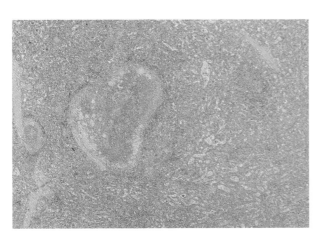

图 6.130　DiGeorg 综合征。DiGeorg 综合征具有胸腺发育不良，伴有严重的 T 细胞缺陷。图中白髓小结（B 细胞区）增大，但 PALS 区（T 细胞区）缺乏，滤泡周围可见肉芽肿

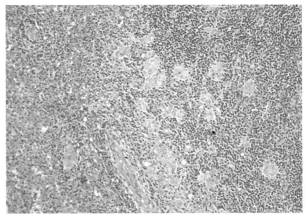

图 6.131　DiGeorg 综合征。DiGeorg 综合征患者的脾脏肉芽肿可为原发性或继发于感染。由于严重的免疫缺陷，这些患者易于发生机会性感染

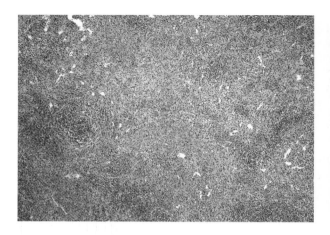

图 6.132 Omenn 综合征。低倍镜下所示 Omenn 综合征，为另外一种类型的重度免疫缺陷。图中可见白髓减少

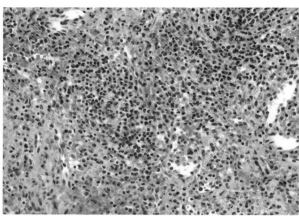

图 6.133 Omenn 综合征。除淋巴细胞总体下降外，Omenn 综合征中嗜酸性粒细胞增加，伴有血清 IgE 升高

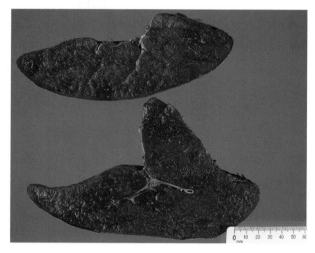

图 6.134 自身免疫性淋巴细胞增生综合征（ALPS）。ALPS 患者的脾脏大体图片。虽然脾脏大小相对正常，但白髓结构轻度增大。显著的滤泡增生是 ALPS 中可能见到的一个特征（图片由美国约翰逊城的 J. Sidhu 馈赠）

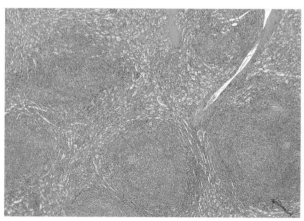

图 6.135 自身免疫性淋巴细胞增生综合征。ALPS 伴有脾脏肿大。它们常有脾脏淋巴细胞的增生。图中生发中心扩大。通过流式细胞学检测，可发现缺乏 CD4 和 CD8 表达的 T 细胞

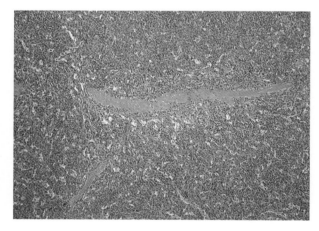

图 6.136 自身免疫性淋巴细胞增生综合征。另一例 ALPS 累及脾脏，白髓结构总体增大。图中可见 PALS 区域（T 细胞区）的大小和数量明显增加

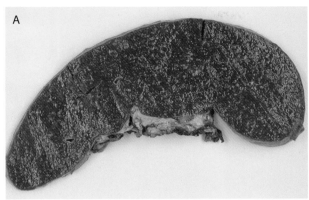

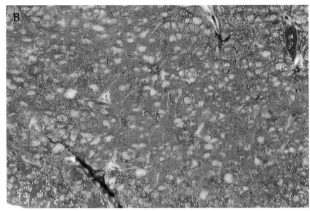

图 6.137 普通易变免疫缺陷病。在大体图片中，普通易变免疫缺陷病的脾脏显著增大（A），切面的高倍镜（B）下显示白髓结构总体增大，呈现粟粒状外观，类似于低级别淋巴瘤（图片来自 O'Malley，et al [1]；经授权）

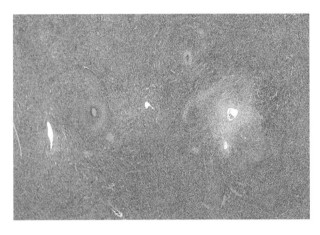

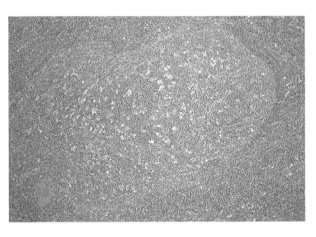

图 6.138 普通易变免疫缺陷病（CVID）。正如其命名，CVID 在不同个体之间表现不同。图中可见相对正常的脾脏组织学表现

图 6.139 普通易变免疫缺陷病。在有些 CVID 病例中，如图示，可见明显的滤泡增生

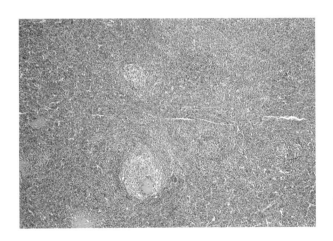

图 6.140 普通易变免疫缺陷病。图中淋巴滤泡（B 细胞）和增加的 PALS 区（T 细胞区）两者均扩大

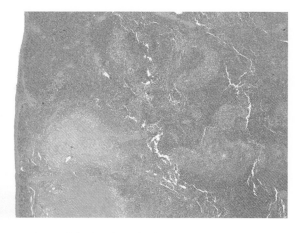

图 6.141 X-连锁淋巴组织增生综合征（XLP）。XLP 也称 Duncan 病，是一种对 EBV 感染缺乏适当反应的、罕见的免疫缺陷疾病。图中显示脾脏大片坏死，伴淋巴细胞消失和血管充血

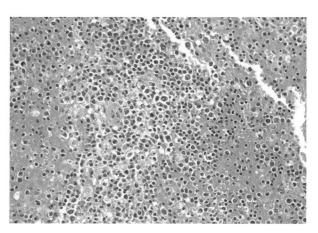

图 6.142 X-连锁淋巴组织增生综合征（XLP）。高倍镜下所示 XLP 患者的脾脏。淋巴样区可见许多浆细胞，同时混合 B 细胞和 T 细胞

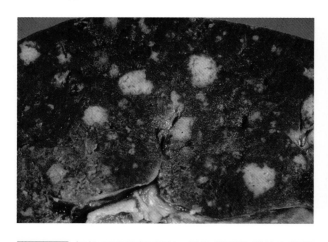

图 6.143 慢性肉芽肿性疾病。慢性肉芽肿病的大体图片。原发性免疫缺陷，这些患者通过受损的中性粒细胞对某些感染做出反应。常有滤泡增生（如图示小淋巴细胞结节增加）和肉芽肿反应。肉芽肿大小不一，包括可见较大的结节，边界不规则，色苍白（图片由美国亚特兰大的 D. Farhi 馈赠）

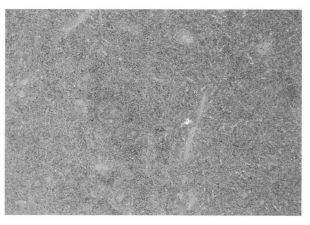

图 6.144 Wiskott–Aldrich 综合征。Wiskott–Aldrich 综合征是一种伴有淋巴增生性疾病发生率增加的 X-连锁免疫缺陷性疾病。在该低倍镜下可见脾脏内白髓结构消失

（张丽华　译，周晓军　审）

参考文献

[1] O'Malley DP, George TI, Orazi A, et al. Armed Forces Institute of Pathology: Benign and reactive conditions of lymph node and spleen [M]. Silver Spring, MD: American Registry of Pathology Press, 2009.

7

感　染

　　本章主要描述了各种感染在脾脏中的组织学改变。造成脾脏内各种感染的主要有细菌、分枝杆菌、真菌、病毒和原虫或寄生虫等。各种细菌和分枝杆菌对脾脏的影响包括全身性细菌性脓肿和分枝杆菌家族感染，如结核、麻风、鸟型分枝杆菌。本章也将讨论由 EBV 引起的传染性单核细胞增多症的相对常见的特征。其他病毒包括巨细胞病毒、单纯疱疹病毒及 HIV 也会有所阐述。本章还讨论了免疫缺陷患者最常见的各种真菌和原虫感染，包括肺囊虫和隐球菌等。其他真菌感染也会一并探讨。最后还讨论了好发于不发达国家的原虫感染如利什曼原虫病和疟疾等。

7.1 细菌

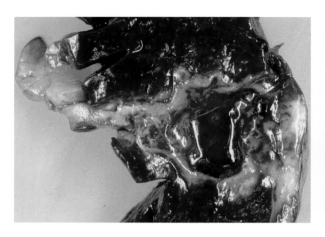

图7.1 细菌性脓肿。脾脏大肠埃希菌脓肿的大体切面图片。脓肿中央液化，周围为一圈黄色的坏死物质（图片由美国亚特兰大的D. Farhi馈赠）

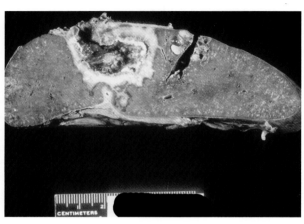

图7.2 细菌性脓肿。脾脏脓肿伴随后梗死的大体图片。图中脾脏已被固定，有一个坏死碎屑的核心。不同于新近的感染，脓肿周围有纤维化包膜形成（图片由美国亚特兰大的D. Farhi馈赠）

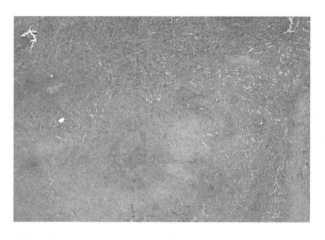

图7.3 放线菌。脾脏放线菌感染，见坏死伴脓肿的区域

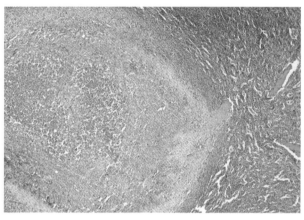

图7.4 伤寒。沙门伤寒菌感染患者的脾脏，可见一个大的坏死区伴有中性粒细胞（脓肿形成）

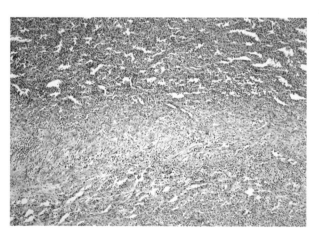

图7.5 伤寒。图中显示伤寒感染的脾脏中坏死区充满中性粒细胞和细胞碎片，单个细菌无法辨认

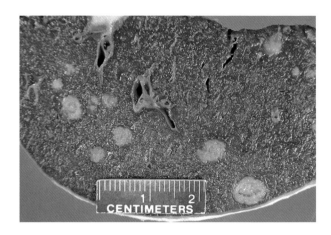

图 7.6 兔热病。土拉热弗朗西斯菌引起的兔热病脾脏。图中可见肉芽肿结节（图片来自 O'Malley, et al [1]；经授权）

7.2 分枝杆菌

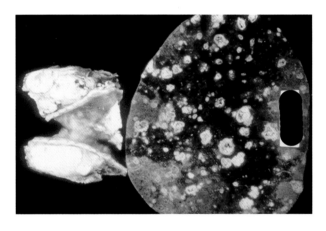

图 7.7 结核病。结核广泛累及脾脏的大体图片。肉芽肿显示中央干酪样坏死。多个结节的存在提示严重的全身性感染（图片由美国亚特兰大的 D. Farhi 馈赠）

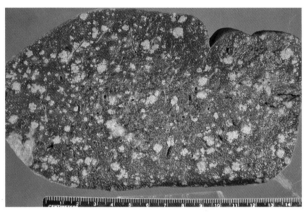

图 7.8 结核病。结核累及脾脏的大体图片。可见多个肉芽肿，有些中央有坏死或干酪样（图片来自 O'Malley, et al [1]；经授权）

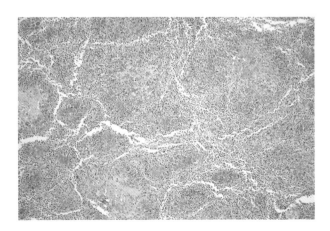

图 7.9 鸟型分枝杆菌（M-ai）。作为播散性疾病的一部分，M-ai 可见于脾脏。图中可见严重和弥漫性 M-ai 感染，坏死区被灰蓝色聚集的病原菌包绕，邻近区域由许多中性粒细胞组成

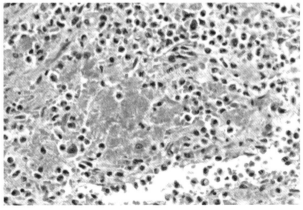

图 7.10 鸟型分枝杆菌。高倍镜下可见大片云雾状分枝杆菌。病原菌呈灰蓝色，抗酸染色（AFB）和 PAS 阳性。牛型结核菌 PAS 阴性，但 AFB 染色阳性

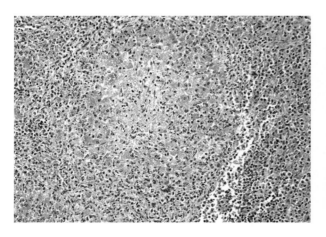

图 7.11 鸟型分枝杆菌。脾脏红髓内病原菌结节状聚集，伴坏死和部分肉芽肿形成

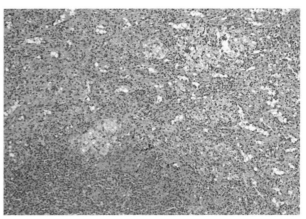

图 7.12 麻风。中倍镜下所示麻风累及脾脏。可见肉芽肿和聚集的泡沫样组织细胞（麻风细胞）。虽然部位不特异，但肉芽肿最常邻近于血管。泡沫样巨噬细胞含有许多麻风分枝杆菌

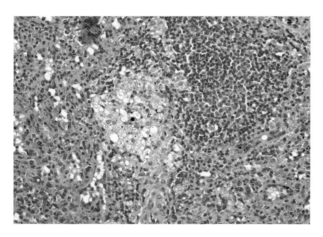

图 7.13 麻风。高倍镜下所示脾脏麻风肉芽肿。巨噬细胞有泡沫样或颗粒状胞质，在图片底部可见一根突入的血管

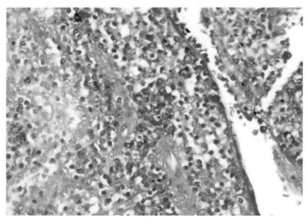

图 7.14 麻风，AFB 染色。AFB 染色显示麻风杆菌

7.3 病毒

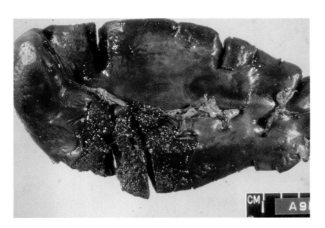

图7.15 传染性单核细胞增多症。急性EB病毒（EBV）感染脾脏的大体图片。图中脾脏有破裂的证据，这促使了患者的死亡。而且，沿脾脏边缘可见深的裂痕。这是一种罕见的但属正常的先天性变异，表现为脾脏的原始小叶仅部分融合，提示是一种"不完全性"多脾症（图片由美国亚特兰大的 D. Farhi 馈赠）

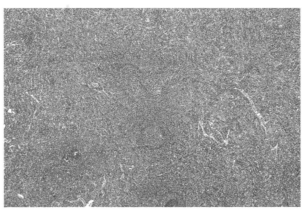

图7.16 传染性单核细胞增多症。低倍镜下所示急性EBV感染，又称传染性单核细胞增多症，整个脾脏的红髓和白髓结构保存，但是脾脏红髓内淋巴细胞数量增加

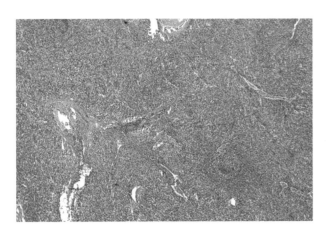

图7.17 传染性单核细胞增多症。低倍镜下所示另一例脾脏传染性单核细胞增多症。图中可见口径大的血管和明显的淋巴细胞浸润血管

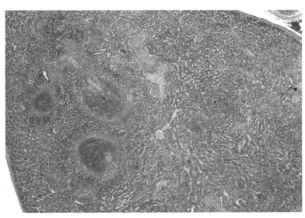

图7.18 传染性单核细胞增多症。图中可见一些滤泡性增生和边缘区增生，但这些不是总能见到

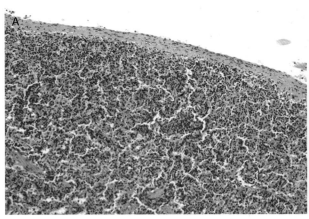

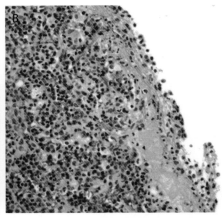

图 7.19 传染性单核细胞增多症。脾脏传染性单核细胞增多症中一个不引人注意的特征为被膜变薄（A 和 B）伴一些淋巴细胞浸润。这些改变是传染性单核细胞增多症引起脾脏破裂的原因。变薄和变弱的被膜在轻微的外伤后更容易破裂

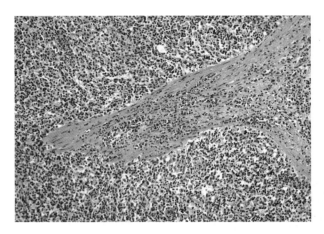

图 7.20 传染性单核细胞增多症。脾脏传染性单核细胞增多症中一个几乎算是特异性的病理学特征为大血管显著的血管炎，这些血管常为动脉或大动脉。浸润的细胞是小或大淋巴细胞和一些罕见的浆细胞

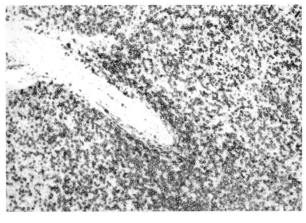

图 7.21 传染性单核细胞增多症，CD3 染色。CD3 染色显示红髓内 T 细胞明显增加，以及 T 细胞浸润血管。这种特征对传染性单核细胞增多症的诊断不具有特异性，但几乎见于所有病例

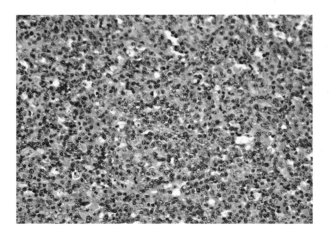

图 7.22 传染性单核细胞增多症。高倍镜下所示传染性单核细胞增多症的红髓。图中可见明显的淋巴细胞包括大的转化细胞（免疫母细胞）增加，这些细胞主要是 T 细胞。罕见情况下，传染性单核细胞增多症中可见霍奇金样淋巴细胞

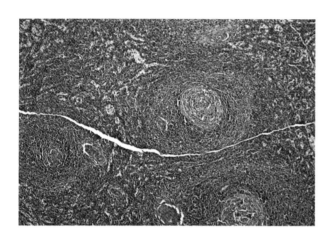

图 7.23 人类疱疹病毒-8（HHV-8）感染，浆细胞型 Castleman 病（PC-CD）。淋巴细胞增生伴明显的红髓内浆细胞增加，符合 PC-CD。多数 PC-CD 表达 HHV-8

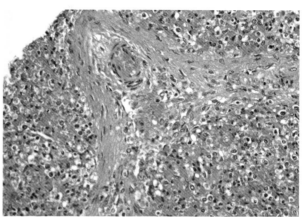

图 7.24 巨细胞病毒（CMV）。围生期 CMV 感染的尸检脾脏标本。大的非典型细胞内（中央）可见一个大的、红色的核内包涵体

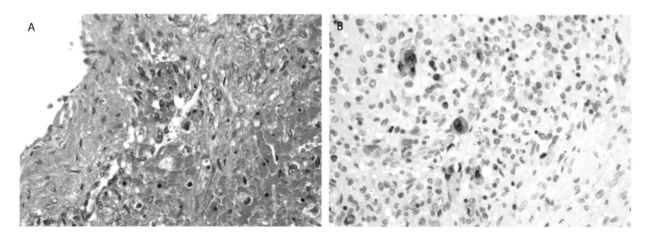

图 7.25 巨细胞病毒，HE 染色和 CMV 染色。CMV 包涵体常位于细胞核内，呈红色（A）。病毒可用免疫组化来确定（B）

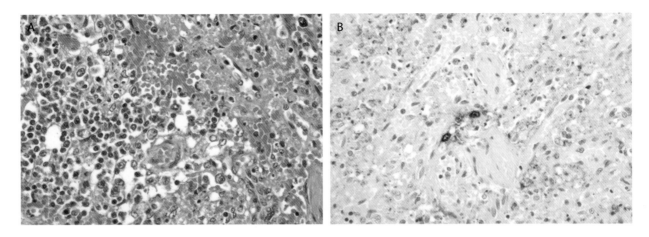

图7.26 单纯疱疹病毒。本例为围生期单纯疱疹病毒感染，可见淋巴细胞的细胞核增大和透亮（A），组织细胞和许多转化的淋巴细胞数量增加。单纯疱疹病毒免疫组化染色（B）能突出显示感染淋巴细胞内的病毒包涵体

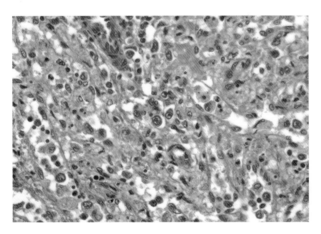

图7.27 单纯疱疹病毒。单纯疱疹病毒感染的脾脏红髓，细胞内可见大量病毒包涵体（中央）

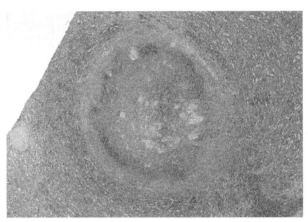

图7.28 人类免疫缺陷病毒（HIV）。低倍镜显示HIV感染患者的脾脏。图中可见明显的白髓增生。白髓小结内可见小的上皮样肉芽肿。尽管脾脏的改变不具有特异性，但HIV增加了机会性感染和淋巴细胞增生性疾病的概率

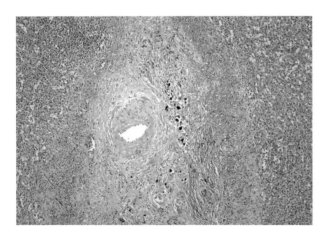

图7.29 人类免疫缺陷病毒。中倍镜下所示脾脏动脉。图中有脾脏先前出血的证据，表现为铁和色素沉积（Gamna–Gandy小体）

7.4 真菌

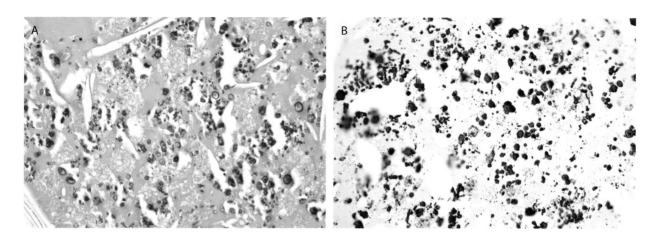

图 7.30 假真菌，HE 染色和 von Kossa 染色。脾脏囊肿内钙化区，小球可误诊为真菌（A），von Kossa 染色显示小球为钙化（B）

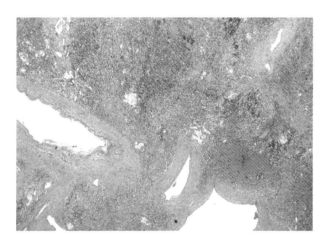

图 7.31 隐球菌。脾脏在低倍镜下显示红髓和血管周围淡染的巨噬细胞聚集

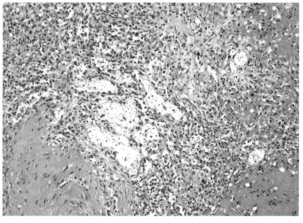

图 7.32 隐球菌。高倍镜下显示群集的巨噬细胞和病原菌。隐球菌具有厚的黏液膜，HE 染色下透亮。在大而透亮的腔隙内可见体积小、位于中央的病原菌

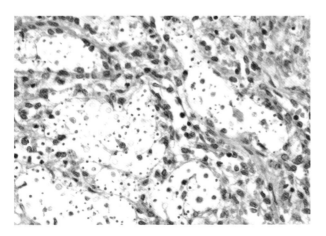

图 7.33 隐球菌。在大的淡染腔隙内可见隐球菌的菌丝形成，呈淡染的球形。淡染的腔隙是隐球菌的厚的多聚糖膜

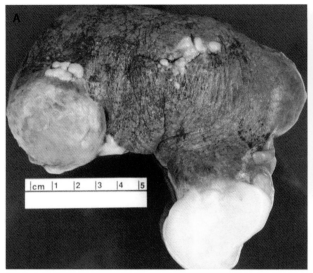

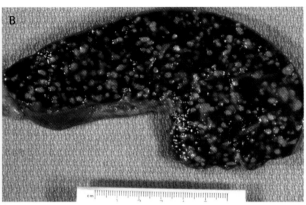

图 7.34 组织胞浆菌病。组织胞浆菌严重累及的未切开的脾脏图片（A）和切开的脾脏图片（B）。图中可见多个肉芽肿结节形成，它是伴肉芽肿性炎的真菌结节

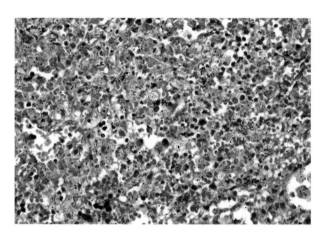

图 7.35 组织胞浆菌病。脾脏巨噬细胞内可见组织胞浆菌的单个酵母丝。脾脏累及多见于播散性病例。某些病例中也可见肉芽肿形成

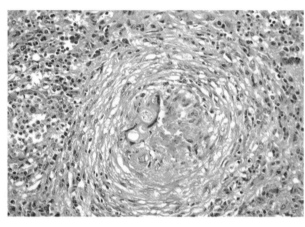

图 7.36 球孢子菌病。球孢子菌病是一种罕见的全身性真菌感染，由两性真菌粗球孢子菌引起，可见于脾脏。在多数情况下，真菌病原体可伴有形成良好的肉芽肿，有时伴中央坏死。较大的球体（10～60μm）被小的芽胞（2～4μm）包被

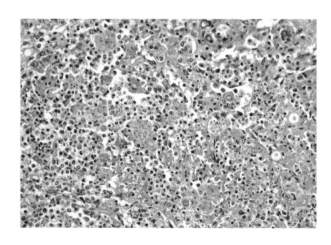

图 7.37 球孢子菌病。在较严重的病例中，整个脾脏实质内可见球孢子菌的球和芽胞

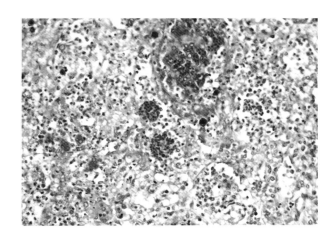

图 7.38　球孢子菌病。PAS染色可突出显示球孢子菌的病原体

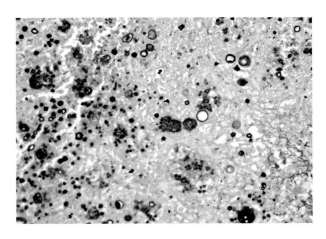

图 7.39　球孢子菌病。球孢子菌的病原体也能通过银染色如Gomori六胺银染色（GMS）显示

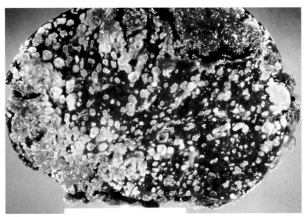

图 7.40　念珠菌感染。脾脏重度念珠菌感染的大体图片。小结节的分布被称为"粟粒"，即米粒样外观。这样的真菌感染最常见于严重免疫抑制和全身性感染的患者（图片由美国亚特兰大的D. Farhi馈赠）

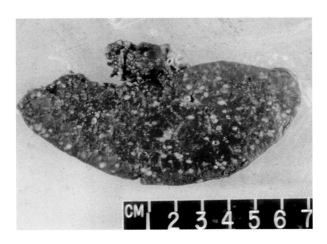

图 7.41　念珠菌感染。另一例念珠菌感染的脾脏。图中有许多小结节聚集（图片由美国亚特兰大的D. Farhi馈赠）

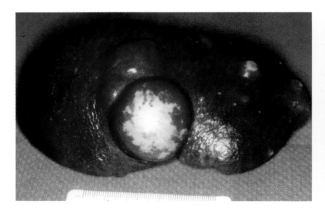

图 7.42 肺孢子虫病。图中所示脾脏被膜下多个突起的结节。尽管不明显，但这些是充满炎症成分和肺孢子虫的脓肿（图片由美国约翰逊城的 J. Sidhu 馈赠）

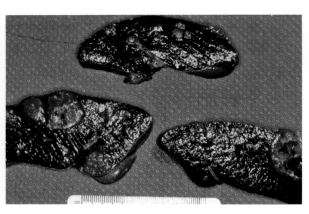

图 7.43 肺孢子虫病。图中切面显示多个结节伴斑驳的外观。有些显示坏死区域（深黄色），有些为囊性变（图片由美国约翰逊城的 J. Sidhu 馈赠）

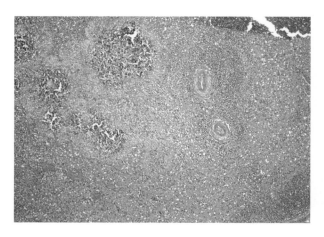

图 7.44 肺孢子虫病。低倍镜下所示耶氏肺孢子虫病累及脾脏。红髓区被组织细胞围绕（淡粉色），中央区为蓝黑色物质（坏死和细胞碎屑）

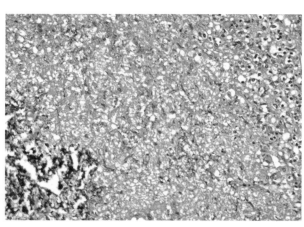

图 7.45 肺孢子虫病。淡染区在高倍镜下显示为泡沫样物质，包含许多肺孢子虫病原体

图 7.46 肺孢子虫病，GMS 染色。GMS（银）染色在高倍镜下勾勒出肺孢子虫病原体的轮廓，被描述为"挤压的乒乓球"外观

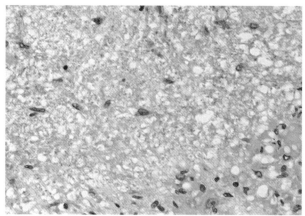

图 7.47 肺孢子虫病。前面少细胞区域的另一个高倍镜视野。虽然困难，但仔细观察 HE 切片仍能显示一些病原体（图片由美国亚里索维耶荷的 L. Weiss 馈赠）

7.5 寄生虫和原虫

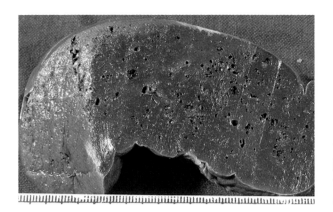

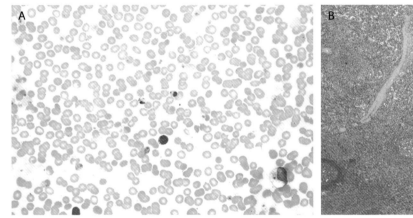

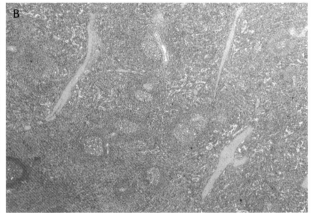

图 7.48 疟疾。脾脏长期感染疟疾的大体图片。暗灰蓝色是其典型的大体表现，这是由于长期的疟疾色素沉积所致（图片来自 O'Malley, et al[1]；经授权）

图 7.49 疟疾，外周血涂片和脾脏。外周血涂片显示红细胞内的疟原虫（与图片中心的淋巴细胞比较）（A）。该患者有明显的脾脏肿大（B），可见红髓轻度膨胀

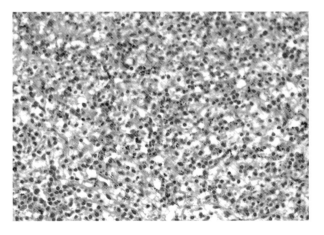

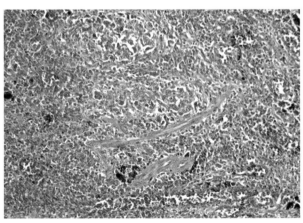

图 7.50 疟疾。红髓内有疟疾色素沉积。虽然无油镜时观察较难，但在疟疾患者脾脏的红细胞内可以见到罕见的病原菌

图 7.51 利什曼病。中倍镜显示伴有利什曼原虫的脾脏。病原体位于脾脏红髓的巨噬细胞内

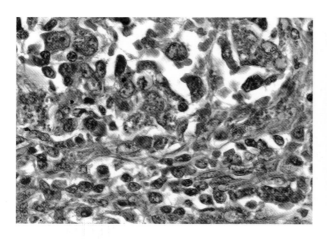

图 7.52 利什曼病。高倍镜显示脾脏利什曼病时脾脏巨噬细胞。单个病原体被称为无鞭毛体。利什曼病是中东和印度相对常见的原虫感染

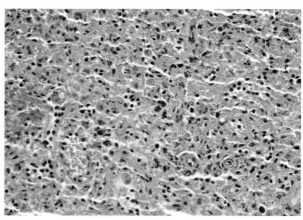

图 7.53 弓形虫病。弓形虫病脾脏的组织学图片。脾索内巨噬细胞显示粗大的棕色颗粒。含铁血黄素沉积与刚地弓形虫囊肿鉴别困难

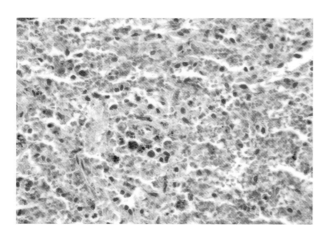

图 7.54 弓形虫病。另一张脾脏弓形虫图片。图中为吉姆萨染色，结构上显示更加绿黑色

（张丽华 译，周晓军 审）

参考文献

[1] O'Malley DP, George TI, Orazi A, et al. Armed Forces Institute of Pathology: Benign and reactive conditions of lymph node and spleen [M]. Silver Spring, MD: American Registry of Pathology Press, 2009.

索　引